ERNÄHRUNG IM ALTER

Harald Nusser

ERNÄHRUNG IM ALTER

Zu wenig ?
Zu viel ?
Das Falsche ?
Begegnung und Vielfalt

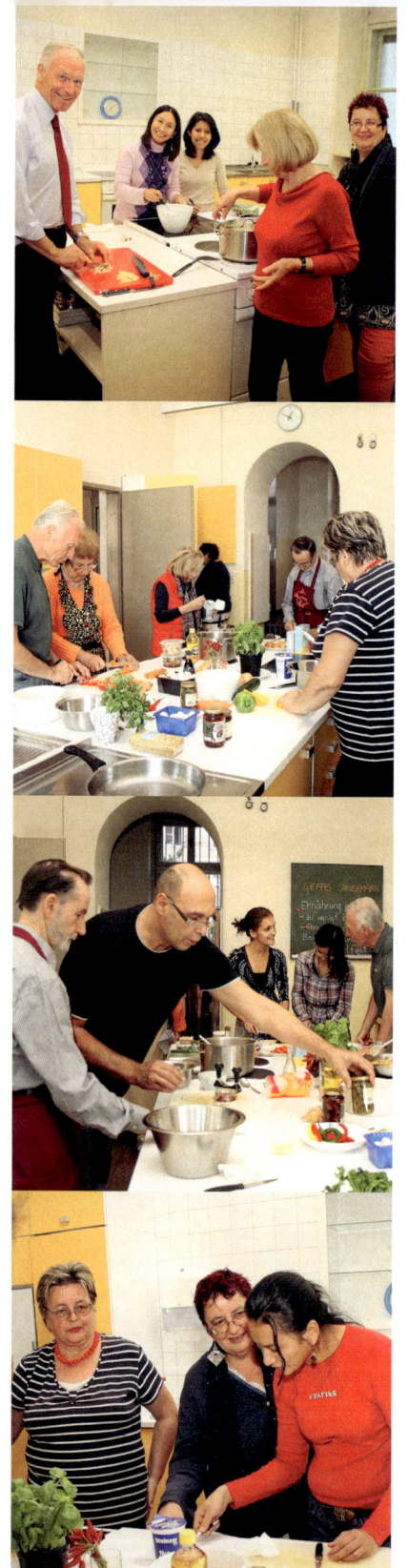

Begleitbuch zu den Seminaren
"ERNÄHRUNG IM ALTER"

INHALT

- 8 ERNÄHRUNG IM ALTER – Was ist anders?
- 12 OSTEOPOROSE – Wie beuge ich vor?
- 15 SÜSS UND TROTZDEM GESUND
- 19 BRAINFOOD….die Weisheit mit dem Löffel essen?
- 25 GÜNSTIG UND TROTZDEM GESUND
- 29 DIE BUNTE SINGLEKÜCHE – Allein und trotzdem gesund kochen
- 33 KULTURELLE VIELFALT UND ERNÄHRUNG

REZEPTE
- 38 KAROTTEN-ORANGENSUPPE mit Ingwer
- 39 KÜRBISCREMESUPPE mit Ingwer und Chili
- 40 TOMATEN - KRÄUTERSUPPE
- 41 SOJASUPPE mit Pilzen und Gemüse
- 42 TOPFEN-KERNÖLAUFSTRICH
- 43 FALAFEL mit Salatgarnitur und Dipp
- 44 GETREIDESALAT mit Gemüse
- 45 GESUNDES DRESSING
- 46 GETREIDELAIBCHEN mit Gemüse
- 47 BULGUR mit Gemüse und Dipp
- 49 PUTENFILET auf Kartoffelgemüsepfanne
- 50 MELANZANIAUFLAUF mit Tomaten und Parmesan
- 51 GEFÜLLTE PAPRIKA mit Cous Cous, Gemüse und Käse
- 52 THAI - CURRY mit Hühnerfilet, Gemüse und Jasminreis
- 53 DINKEL BANDNUDELN mit Gemüsesugo
- 54 TOPFEN - SAFRANCREME mit Ahornsirup
- 55 BUCHWEIZENPALATSCHINKEN
- 56 ZUCCHINIKUCHEN mit Schokolade
- 57 SÜSSER COUS COUS mit Früchten und Honigjoghurt

für ca. 4 Portionen

WISSENSWERTES

59 Getreide
64 Pseudogetreide
68 Ingwer
69 Rapsöl
71 Leinöl
72 Seitan
72 Soja – Tofu
75 Bitterstoffe unterstützen die Verdauung
76 Wie erkenne ich Lebensmittelimitate
78 Sprossen sind geballte Energie
79 Vitaminverlust beim Lagern
80 Gute und böse Kohlenhydrate
84 Laktoseunverträglichkeit
87 Glutenunverträglichkeit
89 Kürbis – die größte Beere der Welt
91 Curry
92 Safran
97 Bulgur
98 Cous Cous

**Vielen Dank an
Jasmin Klampfl BSc.**
(Diätologin, seit 2009 bei der Steiermärkischen GKK,
Zusatzausbildung zur Diabetesberaterin)
für ihre Vorträge, Tipps und Unterstützung

Fotos: Silvana Weidinger
Layout: Harald Nusser
Lektorin: Mag. Uli Taberhofer

Herstellung und Verlag:
BoD - Books on Demand, Norderstedt
ISBN 978-3-7322-9461-9

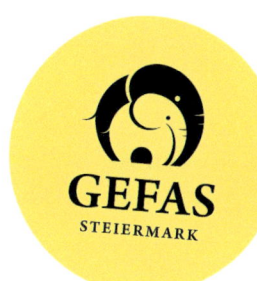 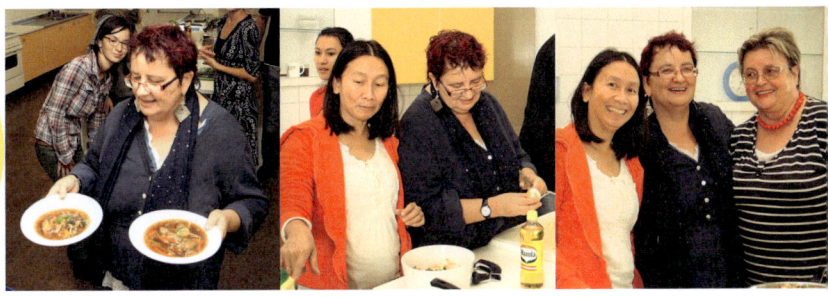

Gesundheit und Wohlbefinden sind entscheidende Faktoren für ein langes Leben. Neben Bewegung, sozialen Kontakten und Hobbys sorgen eine ausgewogene und gesunde Ernährung für Lebensqualität im Alter. Deshalb organisierte der Verein GEFAS Steiermark 2012 und 2013 eine Veranstaltungsreihe für unsere Zielgruppe Seniorinnen und Senioren mit dem Titel „Ernährung im Alter – Zu wenig? Zu viel? Das Falsche?". Mit Unterstützung der Diätologin, Frau Jasmin Klampfl, überprüften wir unsere Er-nährungsgewohnheiten, informierten uns über altersrelevante Schwerpunktthemen, tauschten Tipps aus und erprobten vor allem mit dem Koch, Herrn Harald Nusser, verschiedene Rezepte. Da Gesundheit nicht in der Alleinverantwortung mehr oder weniger gesundheitsbewusster Individuen liegt, sondern wesentlich auch ein Ergebnis der jeweiligen gesellschaftlichen Rahmenbedingungen ist, wurden unsere Themenstellungen auch unter den Gesichtspunkten Vielfalt, sozialer Gerechtigkeit und Chancengleichheit behandelt. Die Veranstaltungsreihe war ein großer Erfolg und ist ein Zeichen dafür, dass gesundheitspräventive Initiativen auch Spaß machen können. Die vorliegende Broschüre ist ein Ergebnis der gemeinsamen Arbeit aller Teilnehmenden und dient als Ratgeber für richtiges Essen und Trinken mit entsprechenden Empfehlungen.

Besonderer Dank gilt den beiden ExpertInnen, Jasmin Klampfl und Harald Nusser, die zum Gelingen beigetragen haben und der FA8B – Gesundheitswesen des Landes Steiermark für die finanzielle Unterstützung!

Ich wünsche viel Spaß beim Lesen und Ausprobieren!
mit lieben Grüßen
Mag.a Ulrike Taberhofer
(Projektleiterin GEFAS STEIERMARK)

ERNÄHRUNG IM ALTER...
Was ist anders?

Das Verhältnis zum Essen und Trinken wandelt sich deutlich.

Körperliche Veränderungen im Alter:

- ...Der Stoffwechsel verlangsamt sich.
- ...Körperzusammensetzung: Fettmasse steigt, Muskulatur und Wassergehalt schwinden.
- ...Nieren- und Lebertätigkeiten nehmen ab.
- ...Sinneswahrnehmungen werden schwächer (Geruchs- und Geschmackssinn), wobei die Geschmäcker süß und salzig am stärksten wahrgenommen werden.

Folge:
- ...Weniger Appetit.
- ...Das Durstempfinden verringert sich.

Körpergewicht und Energiebedarf im Alter:

Ein gesundes Körpergewicht ist im Alter sehr wichtig:
- ...bei Untergewicht hat der Körper im Krankheitsfall nichts zu zehren.
- ...Übergewicht fördert die Entstehung von Volkskrankheiten wie diabetes melitus (Zuckerkrnkheit).

Der tägliche Energiebedarf (Verbrauch der Kilokalorien) wird geringer, er sinkt um etwa 300 bis 400 kcal pro Tag - unverändert bleibt aber der Bedarf an wichtigen Nährstoffen, Vitaminen und Mineralstoffen

300 bis 400 kcal stecken z. B. in:
- ...einem Vollkornweckerl mit Butter, Käse und Gemüse
- ...einem Tomaten-Mozzarella-Salat mit einer Scheibe Brot

...einer halben Portion Mittagessen
...einem Stück Kuchen

Aufrechterhaltung der Muskelmasse:

Ein zu starkes Absinken des Muskelanteils im Körper kann zu verminderter Kraft und Leistungseinbußen führen. Dieser Zustand wird im medizinischen Sprachgebrauch als "Sarkopenie" bezeichnet.

Ein gewisser Rückgang der Muskelmasse zu Gunsten von Körperfett ist Teil des natürlichen Alterungsprozesses. Erhalt und Aufbau von Muskulatur erfordern in erster Linie:
...Hochwertiges Eiweiß (Protein) aus der Nahrung
...Reize (regelmäßige, ausreichend lange Bewegung)

Eiweißreiche Nahrung liefert uns nicht nur tierische Ernährung.

Besonders kritisch zu bewerten ist das Trinkverhalten mancher älterer Menschen, da sich das Durstempfinden verändert — so vergessen viele ganz auch einfach auf die Flüssigkeitsaufnahme. Dabei stellt eine ausreichende Versorgung mit Wasser die Basis für Wohlbefinden und körperliche als auch geistige Leistungsfähigkeit.
Flüssigkeitsmangel kann bei älteren Menschen rasch zu Müdigkeit und Verwirrtheit führen und gefährliche Auswirkungen auf den Körper haben.

Als Mindestmenge für eine ausreichende Flüssigkeitszufuhr gelten für Seniorinnen/ Senioren 1,5 Liter täglich, die über geeignete Getränke wie (Mineral-)Wasser, ungesüßte Kräuter- oder Früchtetees sowie verdünnte Gemüse- und Fruchtsäfte aufgenommen werden sollten. Bei warmen Temperaturen, reichlich körperlicher Aktivität und vermehrter Schweißbildung sollte in jedem Fall mehr getrunken werden.

Auch Speisen mit einem hohen Anteil an Wasser wie z.B. klare Suppen, flüssige Milchprodukte wie Buttermilch, Gemüse und Obst tragen zur Bedarfsdeckung bei. Gerade bei älteren Menschen mit wenig Appetit ist daher die Getränkemenge unbedingt anzupassen! Wichtig ist ebenso, dass über den Tag verteilt getrunken wird und nicht nur zu bestimmten Zeiten. In den Abendstunden kann die Flüssigkeitszufuhr aber eingeschränkt werden, um nächtlichen Toilettengängen vorzubeugen.

Kaffee - ein Getränk?
   ...Bei 2 — maximal 3 Tassen pro Tag: Ja
   ...am besten ohne Zuckerbeigabe!

Trocknet Kaffee den Körper den nicht aus?
Im Grunde nicht, da der gewohnte Kaffeekonsum diese Auswirkung auf den Körper nicht mehr besitzt. Koffein als Substanz regt die Nierenfunktion an, was zu einer erhöhten Harnbildung führt. Personen, die regelmäßig Kaffee in nicht zu großen Mengen konsumieren, haben aber keinen erhöhten Wasserverlust zu befürchten.

Alkohol:
Alkohol ist ein Nervengift. Die Leber ist unser größtes Entgiftungsorgan. Mit zunehmendem Alter „schrumpft" die Leber um etwa ein Drittel und kann somit ihre Entgiftungsfunktion nicht mehr voll entfalten.
Das gesunde Glas Rotwein gibt es generell nicht. Menschen, die keinen Alkohol trinken, sollen auch nicht damit beginnen. Moderate Mengen Alkohol sind verträglich. So könnten Männer pro Tag etwa ein Vierterl Wein genießen, ohne mit Schäden rechnen zu müssen. Bei Frauen halbiert sich die empfohlene Menge. Wichtig beim Konsum ist, dass Alkohol niemals Flüssigkeiten wie Wasser ersetzen darf.

Folgen von Flüssigkeitsmangel:
Nieren entfernen Schadstoffe über den Harn aus unserem Körper – ist zu wenig Flüssigkeit vorhanden, verbleiben diese giftigen Substanzen im Organismus und führen zu:
…Müdigkeit
…Kopfschmerzen
…Energie- und Antriebslosigkeit
…mangelnde Leistungs- und Konzentrationsfähigkeit

Der richtige Umgang mit Süßigkeiten und Salzgebäck:

Ab dem Erwachsenenalter verringern sich Geschmacks- und Geruchssinn kontinuierlich. Das Süßempfinden ist jener Geschmackssinn, der am stärksten erhalten bleibt.
Täglich eine kleine Portion Süßigkeiten zu verzehren stellt kein gesundheitliches Problem dar. Besser wäre es aber, an ein paar Tagen in der Woche gänzlich auf Süßes und Salzgebäck zu verzichten.
Eine Portion entspricht:
…ein Riegel/ eine Rippe Schokolade
…eine kleine Handvoll Chips, Popcorn oder Ähnliches
…eine mittlere Kugel Eis
…2 – 3 kleine Kekse
…1 kleines Stück Kuchen bzw. Torte.

Wer Schokolade und Co. auf die richtige Weise verzehrt - mit reichlich Genuss! - , stillt den Gusto garantiert langfristig.

OSTEOPOROSE - wie beuge ich vor?

Die Osteoprose ist eine häufige Alterserkrankung des Knochens. Die auch als Knochenschwund bezeichnete Krankheit ist gekennzeichnet durch eine Verminderung der Knochendichte über das normale Maß hinaus.
Es kommt zu einem Abbau der Knochensubstanz und -struktur.
Häufige unangenehme Folgen der Osteoporose sind Knochenbrüche, die durch Gangunsicherheit und damit verbundene erhöhte Sturzgefahr zustande kommen.
Die Osteoprose ist zunächst eine unbemerkt verlaufende Erkrankung, die aber im Fall von Knochenbrüchen, insbesondere bei älteren Menschen, eine hohe Krankheitsbelastung bedeutet und zu einer zunehmenden Immobilität führen kann.

Ursachen der Osteoporose sind genetischer Natur (Familiengeschichte), die Wechseljahre bei Frauen,
Bewegungsarmut, falsche Ernährung oder auch Medikamente (Cortison, Marcoumar etc...). Meist bedingen mehrere verschiedene Faktoren die Entstehung des Leidens. In früheren Jahren galt Osteoporose als typische Frauenkrankheit, heute sind allerdings auch immer mehr Männer betroffen.
Ernährung hat neben gezielter körperlicher Aktivität in der Vorbeugung sowie bei bestehender Krankheit eine große Bedeutung.
Ernährung zur Vermeidung von sowie im Rahmen von Osteoporose:

Mythos Soja....
Fakt ist, dass Asiaten sehr viel seltener an Osteoporose leiden, aber es ist ein Fehlschluss, dass es an der sojareichen Ernährung liegt. Mehr Bewgung insbesondere im Freien sowie der feingliedrigere Körperbau scheinen hier stärkeren Einfluss zu haben.
Sojaprodukte enthalten Phytoöstrogene, die den Knochen vor dem Abbau schützen, aber eine häufige Sojaaufnahme steht bei der euro-

päischen Bevölkerung auch mit einem erhöhten Risiko für Darmkrebs in Verbindung. Eventuell weisen Phytoöstrogene ähnlich negative Wirkungen wie Östrogene auf.
Die Lebensweise bei Asiaten ist eine andere als bei Europäern und Nordamerikanern. Die körperliche Aktivität - auch älterer Menschen - überwiegend im Freien (Muskelarbeit, Vitamin D-Synthese) ist in vielen Teilen Afrikas und Asiens weit höher als in den europäischen Staaten. Dies ist ein wesentlicher Faktor bei der Prävention von Osteoporose. Darüber hinaus haben Asiaten einen völlig anderen Knochenbau als Europäer. Durch ihre zierliche Statur ist nicht nur der Calciumbedarf geringer, sondern auch das Bruchrisiko deutlich reduziert (z.B. kürzerer Oberschenkelhals).

Calcium

Calcium ist ein lebenswichtiger Mineralstoff, der den Aufbau von Knochen und Zähnen fördert. Werden die calciumhaltigen Nahrungsmittel über den Tag verteilt konsumiert, ist die Ausnutzung über den Darm besser.

Die wichtigsten Calciumquellen sind:
Milch und Milchprodukte (v.a. Hartkäse wie Emmentaler)
Weitere Quellen sind :
- Calciumreiche Mineralwasser mit mehr als 150 mg Calcium pro Liter
- Gemüse wie Brokkoli, Fenchel, Rucola, Lauch, Linsen, Kichererbsen, Spinat
- Obst wie Orangen, Mandarinen, Erdbeeren,
- Vollkornprodukte
- Nüsse und Samen, wie Paranuss, Mandeln, Haselnuss, Mohn, Sesam, Leinsamen, Sonnenblumenkerne.

Die empfohlene Zufuhr an Calcium ist mit dem Genuss folgender Lebensmittel einfach zu erreichen:

Die empfohlene Zufuhr an Calcium ist mit dem Genuss folgender Lebensmittel einfach zu erreichen:
Zwei Portionen „WEISS" – wie etwa Milch, Joghurt, Buttermilch, Hüttenkäse sowie eine Portion „GELB" - sprich Käse – am besten in Form von fettarmen Produkten.
Eine Portion entspricht: 200 ml Milch, 180 – 250 g Joghurt, 200 g Topfen, 200 g Hüttenkäse oder 60 g Hart- und Schnittkäse.
Der regelmäßig Verzehr von Vollkornprodukten, viel frisches Obst und Gemüse und gelegentlich kleine Portionen Nüsse tragen zu einer guten Versorgung bei.

Mit dieser Ernährungsweise wird der Calciumbedarf von 1000 mg pro Tag garantiert gedeckt.
Wer bereits Osteoporose hat oder ein erhöhtes Osteoporoserisiko aufweist, sollte ebenso ca. 1000 Milligramm Calcium täglich aufnehmen.

Vitamin D

Ein Mangel an Vitamin D verschlechtert die Kalziumausnutzung im Darm.
Das Vitamin D zählt zu den Hormonen und kann in der menschlichen Leber gespeichert werden. Vitamin D hat die Wirkung einer verbesserten Calciumaufnahme und stärkt somit die Knochen.
Daneben hat das Vitamin D noch unzählige weitere Funktionen, wie Immunabwehr, etc...

In der Nahrung kommt Vitamin D in fetten Fischen, wie Hering, Lachs, Makrele, Heilbutt oder Thunfisch, Eigelb, bestimmten Pilzen wie Steinpilz und Champignons sowie Milch und Milchprodukten vor. Wesentlich wichtiger für eine ausreichende Versorgung ist jedoch eine körpereigene Bildung von Vitamin D durch Einwirkung von Sonnenstrahlen auf die ungeschützte Haut.

Empfohlen ist ein regelmäßiger Konsum von Vitamin D reichen Produkten:
täglich Milch und Milchprodukte, 2 – 3 Eier pro Woche, 1 - 2 Mal pro Woche fettreicher Seefisch.
Um die körpereigene Herstellung von Vitamin D zu optimieren, ist aber eine regelmäßige Einwirkung der Sonne auf die Haut unumgänglich.
Dazu sollteman sich täglich ca. 10 – 15 Minuten in der Sonne aufhalten: mit ärmelloser Bekleidung, ohne Sonnenschutz. In den sonnenarmen Monaten März bis Oktober werden die Leberspeicher aufgebraucht, häufig sind diese jedoch bereits ab der zweiten Winterhälfte aufgebraucht.

SÜSS - und trotzdem gesund?

Süßwaren sind Nahrungsmittel, deren Hauptbestandteil Zucker ist, gelegentlich werden aber auch künstliche Süßstoffe sowie Zuckeraustauschstoffe eingesetzt. Außerdem enthalten sie in den meisten Fällen auch reichlich ungünstige Fette und mitunter unterschiedliche natürliche oder künstliche Geschmacks- und Farbstoffe.
Zu den Süßwaren zählen folgende Nahrungsmittel und Produkte:
Alle Zuckerarten und Zuckeraustauschstoffe
Süße Getränke (Limonaden, Mineralwasser mit Geschmack, aber auch Fruchtsäfte etc.)
Süße Aufstriche
Eis
Zuckerln und Bonbons
Mehlspeisen
Schokolade und alles aus/ mit Schokolade

Nicht alles wird auf den ersten Blick als Süßware erkannt. Zum Beispiel: Dörrobs und Apfelsaft als natürliche Varianten, bestimmte Hustenzuckerl, Multivitaminbonbons oder Müsliriegel.

Wenn ein Produkt süß schmeckt, dann enthält es auch Zucker oder einen seiner vielen "süßen Kumpels". Es lohnt sich also, auf der Zutatenliste einmal genauer hinzuschauen. Denn auch, wenn der Hersteller mit "weniger Zucker", "kristallzuckerfrei", "mit natürlicher Süße" oder ähnlichem wirbt, heißt das nicht, dass kein Zucker enthalten ist. "Ohne Zuckerzusatz" zum Beispiel bedeutet nur, dass nicht extra reiner Zucker zugesetzt wurde. Achten sollte man in der Zutatenliste auch auf Bezeichnungen, die mit "ose" enden, da sich dahinter verschiedene Zuckerarten verbergen.

Gibt es ihn - den wertvollen Zucker?
Zucker = Zucker?
Raffinierter Zucker ist weißer Haushaltszucker, der meistens aus Zuckerrüben gewonnen wird.
Rohrohrzucker ist im Gegensatz dazu nicht weiß, sondern braun. Er liefert genau so viele Kilokalorien wie üblicher Haushaltszucker, enthält jedoch ein paar mehr Mineralstoffe, zum Beispiel Kalium, Calcium, Phosphor oder Magnesium und ist weniger verarbeitetes Produkt. Insgesamt spielen diese Mineralstoffe aber keine Rolle für die Bedarfsdeckung, weil die verzehrten Mengen dafür zu klein sind.
Fruchtzucker (Fruktose) kommt in der Natur in Obst oder Gemüse vor und ist zusammen mit Traubenzucker (Glucose) auch Teil von Haushaltszucker und Honig. Fruchtzucker hat genau so viele Kalorien wie weißer Zucker, süßt aber etwas stärker. In zwei Glas Apfelsaft stecken etwa 35g, kalorienarme Wellness-Getränke können schon 40 g Fruchtzucker pro Liter enthalten. Ein zu hoher Zuckeranteil in der Ernährung kann Fettstoffwechselstörungen, Insulinresistenz bis hin zu Diabetes mellitus und Übergewicht begünstigen. Zudem gibt es Hinweise darauf, dass hohe Mengen Fruchtzucker den Harnsäurespiegel erhöhen können und damit auch das Gichtrisiko
Traubenzucker wirkt wie normaler Zucker und lässt den Blutzuckerspiegel nach oben schnellen. Gesünder und ebenso effizient: eine Banane. Traubenzucker schlägt kalorienmäßig genau

so zu Buche wie Kristallzucker, doch er hat sogar etwas weniger Süßkraft.

Milchzucker kommt in Milchprodukten vor und wird in Pulverform aus Molke gefertigt. Das Pulver schmeckt viel weniger süß, hat es doch lediglich ein Viertel der Süßkraft von Haushaltszucker. Der (nicht immer positive) Nebeneffekt: Milchzucker kann abführend wirken und viele Menschen leiden unter einer so genannten Lactose-Intoleranz, das heißt, sie vertragen Milchzucker nur in kleinen Mengen.

Was hat Honig mit Zucker zu tun? Er besteht aus rund 80 Prozent Zucker. Manch einer liebt den besonderen Geschmack gerade in Plätzchen oder Kuchen. Honig enthält Glucose und Fructose. Durch den höheren Fructoseanteil schmecken 10 g Honig süßer als 10g Haushaltszucker. Honig hat einen vergleichbaren Kilokaloriengehalt. Honig enthält aber noch viel mehr: Mineralstoffe, Vitamine und Aminosäuren. Auch hier ist aber zubedenken, dass zu große Mengen der süßen Schlemmerei negative Folgen haben können. Der in Supermärkten angebotene Honig hat oft nur wenig mit dem Produkt zu tun, das der örtliche Imker anbietet. Industriell verarbeiteter Honig wird oft pasteurisiert, also hoch erhitzt, wobei einige der wertvollen Wirkstoffe zerstört werden.

Vorzuziehen ist lokal produzierter Honig heimischer Imker, die auch nachhaltige Aspekte berücksichtigen.

Ahornsirup, Zuckerrübensirup, Apfeldicksaft - all das sind flüssige Süßungsmittel, die man häufig auch in der Vollwertküche findet. Gute (Bio-)Qualitäten sind naturbelassen und enthalten einen kleinen Anteil Mineralstoffe und Vitamine. Für diese gilt allerdings dasselbe wie bei Rohrohrzucker oder Honig: Ihr Anteil ist zu gering, um einen Beitrag zum Tagesbedarf leisten zu können. Sirup ist weniger kalorienreich als Haushaltszucker, süßt jedoch auch nicht so gut. Die verschieden Sirupsorten haben einen starken Eigenschmack, den man mögen muss.

Süßstoffe wie Aspartam, Saccharin oder Cyclamat werden künstlich hergestellt. Der Geschmack ist für viele gewöhnungsbedürftig.

Deswegen werden sie oft in verschiedenen Kombinationen eingesetzt, um in diesen Mischungen den Zuckergeschmack besser nachzuahmen. Die meisten Süßstoffe haben keine Kalorien und sind zahnfreundlich. Insgesamt gilt aber trotzdem: Nur in kleinen Mengen verwenden.

Gesunder Umgang mit Süßigkeiten und empfohlenen Menge:
10 Prozent der Gesamtenergiezufuhr
Energiebedarf älterer Menschen:
 : 1600 – 1800kcal/d
 : 1800 – 2000kcal/d
Nicht vergessen: im Alter steigt der Bedarf an wichtigen Nährstoffen. Süßigkeiten liefern viele „leere" Kilokalorien.
Dem täglichen Maximum entsprechen zum Beispiel:
1 Rippe Schokolade
1 Schoko- oder Müsliriegel
250g Topfen-Früchtecreme
250g Pudding
1 kleines Stück Mehlspeise (bei sehr üppigen Torten ½ Stück)
1 kleine Kugel Sahneeis, 1 große Kugel Fruchteis
1 Handvoll Gummibärchen

Heißhunger = Überlebensmechanismus

Alternativen bei Heißhunger:
(Fein vermahlenes) Vollkornbrot mit ½ TL Butter und 1 TL Marmelade / Honig
Trockenfrüchte, Nüsse in sehr kleinen Mengen – gründlich kauen
Fettarme Milchprodukte (Buttermilch, Kefir), ev. mit 1 TL Marmelade oder Obst(mus)
Kompott, Obstmus leicht oder gar nicht gesüßt
Frisches Obst der Saison (z.B. als Fruchtsalat)
Lavendelgeruch (unter Bettkissen bei nächtlichem Heißhunger)

Wenn alles nichts nützt:
Kleine Portion Süßigkeit, am besten nach der Hauptmahlzeit
Hohen Kakaoanteil bei Schokolade bevorzugen
Genießen: alle 5 Sinne einsetzen, Zeit nehmen

Tipp:
Nie Süßigkeiten einkaufen (bzw. nur in kleinsten Mengen)
Nie hungrig einkaufen!
Abends früh Zähneputzen

Diabetes mellitus und Zucker
Diabetes mellitus =   „honigsüßer Durchfluss"=   Störung des Zuckerstoffwechsel
Viele Menschen glauben, dass eine zuckerreiche Ernährung automatisch zu Diabetes führt. Richtig ist vielmehr, dass der Typ 2 Diabetes durch Übergewicht in Kombination mit einer genetischen Vorbelastung entsteht. Manchmal kommt es aber auch bei Normalgewichtigen zum Ausbruch der Erkrankung. Übergewicht wird aber natürlich durch zu viel Zucker in der Nahrung mitbedingt.

BRAINFOOD……..die Weisheit mit dem Löffel essen?

Das menschliche Gehirn….
ist ein Wunderwerk der Natur und für ca. 20 Prozent der Stoffwechselumsätze im Körper verantwortlich. Das Gehirn benötigt etwa 40 Prozent des im Körper transportierten Sauerstoffs. Trotz dieser enormen Leistung wiegt unser Gehirn gerade einmal durchschnittlich 2 Prozent unseres Gewichtes (Gesamtgehirn 1350 bis 1500g).
Unser Gehirn benötigt eine gute Flüssigkeitsversorgung, reichlich Sauerstoff und eine ausgewogene Nährstoffmischung (Proteine, Komplexe Kohlenhydrate, hochwertige Fette, Vitamine, Mineralstoffe und Sekundäre Pfanzenstoffe). Bestimmte Lebens-

mittel helfen unserem Gehirn besonders auf die Sprünge.

Hochleistung für´s Gehirn!
Energie wird im Körper in Form von Glukose (Traubenzucker) gespeichert. Das Gehirn verfügt über keine eigenen Speicher, auf die es zurückgreifen kann.
Daher Komplexe Kohlenhydrate: Im Gegensatz zu den Ein- und Zweifachzuckern verfügen diese über eine kompliziertere Molekülstruktur. Dementsprechend dauert es länger bis der Organismus die Kohlenhydrate in die für ihn verwertbare Glukose zerlegt hat. Dadurch, dass die Mehrfachzucker erst im Dünndarm aufgespalten werden, erfolgt die Abgabe des Traubenzuckers ins Blut zwar langsamer, aber dafür gleichmäßiger. Dadurch steigt der Blutzuckerspiegel nur langsam an und bleibt über längere Zeit konstant. Dieser Zustand beugt Erschöpfung und Heißhungerattacken vor.
Der Kohlenhydratbedarf sollte zu einem möglichst hohen Teil aus Mehrfachzuckern wie Stärke bestehen, die den Körper gleichmäßig mit Energie und auch mit Vitaminen, Spurenelementen, Nähr- und Ballaststoffen versorgen. Der Fokus sollte auf den Verzehr von Vollkornprodukten wie Vollkornbrot oder Naturreis gelegt werden.
Durch Einfachzucker (z.B. Süßigkeiten) steigt der Blutzuckerspiegel schnell an, was zu einer raschen Insulinproduktion führt. Der folgende ebenso rasche Blutzuckerabfall bringt häufig Erschöpfung. Bei Ermüdungs- und Erschöpfungszuständen sind frisches Obst und Gemüse als auch Trockenfrüchte und Nüsse, die letzten beiden aber nur in kleinen Mengen, empfehlenswert. Es ist aber auch ratsam, nach Gründen für die Müdigkeit und mangelnde Konzentrationsfähigkeit zu suchen. Es könnte sich dahinter beispielsweise auch ein unerkannter Eisen- oder Vitamin D – Mangel verbergen.

Viel trinken, besser denken!
Die besten Brainfood-Getränke sind Leitungswasser und Grüntee.

Grüntee gilt als besonders wirksames Getränk, da der Konsum die Hirnaktivitäten anregt.

Auch Mineralwasser und verdünnte Fruchtsäfte liefern dem Körper die nötige Flüssigkeit. Die Kohlensäure kann jedoch zu Verdauungsbeschwerden führen und Saft beinhaltet immer auch enorme Mengen Zucker, selbst wenn er nicht zusätzlich gesüßt wurde.
Kaffee und Energy-Getränke sind grundsätzlich keine geeignete Wahl, da das enthaltene Koffein bzw. Taurin unseren Körper nur kurz anregt, anschließend die Leistung wie auch nach dem Konsum von Traubenzucker rasch wieder abfällt. Wer an den regelmäßigen Konsum von Koffein gewöhnt ist, wird die aufputschende Wirkung nur mehr sehr leicht wahrnehmen.

Reine Nervensache — Vitamine der B-Gruppe
„Nervenschutz" - Vitamine
Die B-Vitamine kommen in tierischen und pflanzlichen Lebensmitteln vor, wie zum Beispiel in Fisch, Leber (Achtung Schadstoffe!), Milch und Milchprodukten und bestimmten Gemüsesorten wie Brokkoli, Spinat oder Grünkohl. Nur Vitamin B12 ist kaum in pflanzlichen Lebensmitteln enthalten, aber im Gegensatz zu den anderen wasserlöslichen Vitaminen im Körper speicherbar. Es ist in Fleisch, Fisch, Eiern und Sauerkraut enthalten und in geringen Mengen auch in unpasteurisierten Milchprodukten, denn Vitamin B12 ist nicht hitzestabil.
Vitamin B1 ist besonders wichtig für den Kohlenhydratstoffwechsel von Nerven, Gehirn und Muskeln. Es findet sich in großen Mengen in Vollkorngetreideprodukten. Der Tagesbedarf eines Erwachsenen beträgt zwischen 1,0 und 1,2 mg.

Was tun vor geistig fordernden Situationen?
1. Wahl: Proteine (Eiweiß) in hoher Qualität wie fettarme Milch und Milchprodukte, Hülsenfrüchte, Sojaprodukte, fettarme Fleisch-,

Wurst-, und Fischprodukte. Kombiniert werden sollten die proteinreichen Lebensmittel mit einer kleineren Menge Komplexer Kohlenydrate, wie dies z.B. bei einem Müsli mit Magerjoghurt und Haferflocken der Fall wäre. Auch eine kleine Scheibe Vollkornbrot mit Schinken, frischem Gemüse und einem Glas Milch wäre eine geeignete Kombinationsmöglichkeit.
Die Aufnahme von Proteinen regt die Adrenalin- und Noadrenalinausschüttung an. Dadurch kommt es zu besonders guter Konzentration und Wachsamkeit und einer Anregung der Merk- und Denkfähigkeit.

Eisen für mehr Leistung
Eisen ist unter anderem für den Sauerstofftransport im Körper zuständig. Der Sauerstoff ist an das Eisen in den roten Blutkörperchen gebunden und wird über den Blutkreislauf im Körper verteilt.
Eisen macht uns antriebsstark und leistungsfähig, fördert die Konzentration, hält Haut, Haare und Nägel gesund und stärkt die Abwehrkräfte. Da der Körper Eisen aber nicht selbst produzieren kann, müssen wir es mit der Nahrung aufnehmen.
Die Wenigsten wissen, dass Eisen nicht nur für die Blutbildung und die Leistungsfähigkeit des Körpers notwendig ist. Auch der Kopf braucht das Spurenelement, um geistig fit zu bleiben.

Der regelmäßige Verzehr ist besonders wichtig:
Viel Eisen enthalten Rind-, Schweine- und Wildfleisch, Fisch, Nüsse, Samen, Weizenkleie, Hülsenfrüchte, Ingwerwurzel, Brennessel, Spinat, Löwenzahn, Beeren, Petersilie, Hirse, Amaranth und Quinoa.
Die Verwertbarkeit des Spurenelements Eisen ist aus tierischen Produkten wesentlich besser.
Müssen Vegetarier also fürchten, dass ihre Lebensweise zu Mangelerscheinungen führt?

Für Vegetarier fällt mit dem Verzicht auf Fleisch ein wichtiger Eisenlieferant weg. Pflanzen enthalten zwar ähnlich viel Eisen wie Fleisch, allerdings ist das tierische Eisen leichter verwertbar. Man nimmt an, dass nur rund 5 Prozent des pflanzlichen Eisens vom menschlichen Organismus aufgenommen werden, hingegen etwa 20 Prozent des tierischen Eisens. Pflanzliches Eisen muss chemisch umgewandelt werden, bevor es über einen anderen Mechanismus ins Blut gelangt. In Industrienationen leiden Vegetarier jedoch nicht häufiger an einer Eisenmangelanämie als Fleischesser.

Eisenaufnahme ankurbeln!
Eisenhältige Lebensmittel sollten mit Vitamin C aus Obst und Gemüse kombiniert werden, um die Verfügbarkeit für unseren Körper noch weiter zu steigern. Milchprodukte sowie Koffein können die Eisenaufnahme hingegen hemmen.

Ausgleich am Abend: Serotonin und Melatonin
Seratonin - „Glücksbotenstoffe"
Melatonin - „Schlafhormon"

Seratonin kommt in der Gehirnregion vor und vermittelt eine Verengung der Blutgefäße. Außerdem steuert Serotonin beim Menschen den Gemütszustand, Schlafrhythmus, Sexualtrieb und die Temperatur im Körper.
Eine der zentralen Aufgaben von Serotonoin ist es, für gute Stimmung in unserem Leben zu sorgen. Das Stimmungszentrum im Gehirn wird aktiviert und ein entspanntes Gefühl von Zufriedenheit ist das Ergebnis. Bei Stress sinkt der Serotoninspiegel.
Melatonin ist ein Hormon, das in der Zirbeldrüse produziert wird. Diese Drüse steuert über die Melatoninausschüttung den Tag-Nacht-Rhythmus des Körpers.
Ältere, unter Schlaflosigkeit leidende Menschen haben einen

niedrigeren nächtlichen Melatoninspiegel als ihre Altersgenossen mit ungestörtem Schlafprozess.

Serotonin und Melatonin in unserer Nahrung
Die körpereigenen Hormonproduktion kann durch folgende Maßnahmen angeregt werden:
- Tryptophan: diese Aminosäure bildet im Körper Serotonion. Aminosäuren sind Bestandteil von Eiweiß aus pflanzlichen und tierischen Lebensmitteln. Tryptophan ist enthalten in Käse, Nüsse, Bananen, Kartoffel, Vollkorngetreide, Rettich sowie
Hülsenfrüchten (insbesondere Sojabohne).
- Vitamin B6: Banane, Nüsse, Vollkorngetreide, Germ, Kartoffel, Fisolen, Karfiol, Karotten (Leber).
- Vitamin B12: Milch – und Milchprodukte (Topfen, Joghurt), Eigelb, Fisch, Fleisch, Sauerkraut (Leber).
Gute „Einschlafhilfen" wären etwa (warme) Bananenmilch, Haferbrei, Kartoffelsuppe, Spaghetti mit fettarmen Fleischsugo,...

TOP BRAINFOOD:
Getreide: Dinkel, Hafer (Vollkorn)
Obst: Apfel, Birnen, Beeren (Erdbeeren, Heidelbeeren, Brombeeren), Trockenfrüchte: Rosinen, Dörrzwetschken, -pflaumen
Gemüse: Knoblauch, Spinat, Brokkoli, Grünkohl
Nüsse: Walnüsse, Mandeln
Pflanzenöle: Distelöl, Leinsamenöl in dunklen Flaschen (richtige Lagerung beachten)
tierische Produkte: Fisch

Kakao – Brainfood oder Mythos?
Kakao enthält Flavonoide. Flavonoide sind eine Gruppe sekundärer Pflanzenstoffe, zu denen ein Großteil der Blütenfarbstoffe gehört. Sie sind universell in Pflanzen vorhanden, somit auch in der menschlichen Nahrung. Ihnen werden antioxidative Eigenschaften

zugeschrieben. Allerdings ist zu erwähnen, dass Kakao — insbesondere verarbeitet zu Schokolade - nur in geringen Mengen verzehrt werden sollten. In diesen kleinen Mengen ist jedoch auch die Anzahl der guten Pflanzenstoffe beschränkt.

Schoko macht nun zwar angeblich glücklich und dient so manchem als „Seelenfutter", eine wirkliche Bedeutung für unsere Ernährung kann ihr aber dennoch nicht zugeschrieben werden.

GÜNSTIG UND TROTZDEM GESUND

Ein kleiner Denkanstoß:

Prozentsatz für Lebensmittel- und Getränkeausgaben gemessen am Einkommen in Österreich:
1954: 48 Prozent
1974: 21 Prozent
Heute (2010): 12,1 Prozent

Auch in Österreich herrscht die „Wegwerfgesellschaft":
30 Prozent der (oft noch genießbaren!) Lebensmittel landen jährlich im Müll;
= 157.000 Tonnen
= 300 kg/ Haushalt

(Statistik Austria 2009/10)

Tipps für günstiges Einkaufen:
- „Heilige Schrift": Die Einkaufsliste ist immer mit dabei
- Vor jedem Gang ins Geschäft Vorräte sichten
- Vermeidung von Doppelkäufen
- Vermeidung von unnötigen Käufen („Das war gerade im Angebot!")

- In den Geschäften möglichst den schnellsten Weg von einem zum nächsten Produkt wählen, nicht von der Werbung leiten lassen
- Bankomat und Kreditkarte bleiben zu Hause, Bargeld wird nach Bedarf mitgenommen
- Produkte in den unteren und oberen Regalabteilungen bevorzugen, da diese am kostengünstigsten sind

Neben diesen Tipps sind die richtige Produktlagerung sowie das Verständnis für die Bezeichnungen „Mindesthaltbarkeits-„ und „Verbrauchsdatum" weitere Faktoren für die Schonung des persönlichen Haushaltbudgets.

Mindestenshaltbarkeitsdatum:
Das Mindesthaltbarkeitsdatum (MHD) ist ein vorgeschriebenes Kennzeichnungselement, das laut harmonisiertem EU-Recht auf Fertigpackungen anzugeben ist. Es gibt an, bis zu welchem Tag ein Lebensmittel bei sachgerechter Aufbewahrung (insbesondere Einhaltung der Lagertemperatur) auf jeden Fall ohne wesentliche Geschmacks- und Qualitätseinbußen sowie gesundheitliches Risiko zu konsumieren ist. Da es sich um ein Mindesthaltbarkeits- und nicht um ein Verfallsdatum handelt, ist das Lebensmittel in der Regel auch nach dem angegebenen Datum noch verzehrfähig. Die Festlegung des Mindesthaltbarkeitsdatums liegt im Ermessen des Herstellers. So kann es sein, dass gleichartige Produkte verschiedener Hersteller eine unterschiedliche Mindesthaltbarkeit haben.
Joghurts beispielsweise sind häufig auch nach Ablauf des Mindesthaltbarkeitsdatums genießbar.

Verbrauchsdatum:
Das Verbrauchsdatum ist das Datum, ab dem Lebensmittel, die sehr leicht verderblich sind und nach kurzer Zeit eine unmittelbare Gefahr für die menschliche Gesundheit darstellen könnten (z.B. Faschiertes, rohes Gelügelfleisch), nicht mehr verkauft werden

dürfen. Es gibt an, bis wann das Lebensmittel verbraucht sein sollte. Zusätzlich sind die einzuhaltenden Aufbewahrungsbedingungen anzugeben.

EAN Code - European Article Number
Seit 2009 besteht die Globale Artikelidentnummer (Gtin). Diese dient der Identifikation von Lebensmittelwaren (Webseite zur Identifizierung: http://www.gepir.de/).
In Lebensmittel-Diskontern werden oft Markenprodukte unter anderem Namen angeboten. Anhand dieses Codes lassen sich entsprechende Nahrungsmittel einfach identifizieren.

Weitere Tipps & Tricks:
- Führen eines Einkaufs-/Haushaltsplan: besonders bei geringem Budget sollte man immer schon wissen, welche Speisen in den nächsten Tagen zubereitet werden
- Beim Preisvergleich Kosten pro Menge heranziehen (€/kg)
- Rabatte vor Ladenschluss (z.B. Gebäck, Gemüse,...) berücksichtigen und Einkäufe daran anpassen
- Kurze Analyse der Rechnung nach dem Einkauf – manchmal passieren Fehler
- Möglichst regional / saisonal kaufen
- Frischware bevorzugen
- Eigene Tragetasche
- Singles können Produkte in geeigneter Menge oft einfacher am Markt kaufen

Preisfallen beim Nahrungsmitteln
- EU-Verordnung Einheitsgrößen: Einheitsgrößen wurden vor einigen Jahren abgeschafft. Das heißt, dass beispielsweise Joghurt nicht mehr im 250 g – Becher, sondern auch in 180 g – Portionen angeboten werden können. Es hat sich gezeigt, dass sich der Preis dabei aber nicht zwingend erniedrigt hat.

- Vorteilspackungen: Bei Vorteilspackungen immer Preis pro Menge (Nettogewicht) vergleichen. Oft sind die Einzelprodukte in Summe günstiger. Kann das gesamte Nahrungsmittel nicht verzehrt werden, lohnt sich der Kauf überhaupt nicht.

Wo man nicht sparen sollte:
- Tierische Produkte, da hochwertige tierische Produkte (z.B. Bio-Fleisch) ihren berechtigten Preis haben
- Ausnahme: Aktionen vor Ablauf des MHD
- „Fleischtiger" sollten ihren Fleisch- und Wurstkonsum überdenken, denn das spart oftmals Geld- Vorteilspackungen: Bei Vorteilspackungen immer Preis pro Menge (Nettogewicht) vergleichen. Oft sind die Einzelprodukte in Summe günstiger. Kann das gesamte Nahrungsmittel nicht verzehrt werden, lohnt sich der Kauf überhaupt nicht.

Wo man nicht sparen sollte:
- Tierische Produkte, da hochwertige tierische Produkte (z.B. Bio-Fleisch) ihren berechtigten Preis haben
- Ausnahme: Aktionen vor Ablauf des MHD
- „Fleischtiger" sollten ihren Fleisch- und Wurstkonsum überdenken, denn das spart oftmals Geld

Fleißige Selbermacher kommen auf Ihre Kosten:
- Hülsenfrüchte nicht aus Dose / Glas kaufen, sondern über Nacht einweichen
- Gemüse und Obst im Ganzen bevorzugen
  Keine verarbeiteten Lebensmittel kaufen (z.B. Grießnockerln, Palatschinken)
- Brot selbst backen / Teige herstellen
- Fleisch und Fisch frisch und im Ganzen kaufen
  (z.B. kein Geschnetzeltes, fertige Roulade etc.)
- Restlverwertung: Bolognaise-Sugo als Pizzabelag, Grenadiermarsch, Saucen als kalte Dressings, Gemüse- suppen,....

- Ersatz von Faschiertem: Wasser + Haferflocken
- Kräuter / Gemüse / Obst nach Möglichkeit selbst anbauen

Alternative Ansätze:
Foodsharing Österreich, Internetplattform
http://at.myfoodsharing.org/
Gemüsebox, Gemüsekiste
http://www.erntefrisch.at/CMS/ oder: http://www.frischebox.at/robier/de/Frischebox0-0Hauszustellung/4

DIE BUNTE SINGLEKÜCHE
Allein - und trotzdem gesund kochen?

In Österreich gibt es ca. 1/3 Singlehaushalte — Tendenz steigend, aber sie werden als Konsumenten weitgehend unbeachtet.
In Österreich hat sich die Anzahl der Singlehaushalte seit den 50er Jahren mehr als verdoppelt. Der Zuwachs setzt sich aus 70% Männern und 30% Frauen zusammen. Typischerweise sind Singlehaushalte die Wohnform älterer und alter Menschen. Fast 45 Prozent sind 65 oder älter. Allerdings ist auch der Anteil berufstätiger jüngerer Menschen nicht gering.

Das Ernährungsverhalten allein lebender SernioInnen

Körperliche Veränderungen:
Mit dem Alter nimmt das Geschmacksempfinden (Ausnahme: Süßes!) und der Geruchssinn nimmt ab.
Daraus ergeben sich verminderter Hunger und Durst.
Der nachlassende Geruchs- und Geschmackssinn führen oft zu Appetitlosigkeit — dem kann man mit gut gewürzten und appetitlich angerichteten Speisen entgegenwirken.
Zu beachten bei der Zusammenstellung der Nahrung ist auch eine

verminderte Funktionsfähigkeit der Verdauungsorgane. Man sollte daher 5 kleine Mahlzeiten statt drei große zu sich nehmen.

Ernährungsverhalten allein lebender SeniorInnen

Mangelernährung: es wird zu wenig gegessen.........
                  es wird das Falsche gegessen....(Vorliebe Süsses)
                  es wird zu selten gegessen
                  es wird zu einseitig gegessen
                  es wird zu wenig getrunken

Die Folgen davon sind: Müdigkeit, Schlappheit,, Unwohlsein
                        Konzentrationseinbußen
                        Volkskrankheiten

ABER alt werden allein ist nicht genug – sondern bei guter Gesundheit alt zu werden.

Was kann ich tun? - Singleküche in der Praxis

Für mich alleine kochen zahlt sich nicht aus:
Wertschätzung sich selbst gegenüber!
Essen als Zeit „nur für sich" sehen
angenehme Atmosphäre genießen – das Auge isst mit
einfache Gerichte zubereiten
Kochen zu seinem Hobby machen: neues ausprobieren
Gekochtes/Gebackenes mitbringen
(Kuchen lassen sich bestens einfrieren)
Kochen mit Freunden und Familie
1 fixer Kochtreff im Monat
aufwendige Lieblingsrezepte, jeder bekommt eine Portion (zum Einfrieren) mit

Bei mir muss es immer schnell gehen:

Tipps für schnelle Mahlzeiten:
Vorbereitung ist alles…Vorkochen
Aus 1 mach 2: z.B. heute Kartoffeln mit Spinat und Spiegelei und morgen Ofenkartoffel mit Kräuterdipp
Einfache Beilagen wählen: Brot, Nudeln Reis, Couscous, Bulgur, Emmerreis, Zartweizen.
Aufwendige Beilagen in größeren Mengen zubereiten, einfrieren
(Hocheinwertige) Tiefkühlprodukte
Auf Küchenhelfer zurückgreifen
Rezeptzubereitung zuerst planen
Obst und Gemüse mit dem Pürierstab zerkleinern
Zutaten austauschen: z.B. Lauchzwiebeln statt Zwiebeln
Einsatz eines Wasserkochers
Halbfertigprodukte kaufen (z.B. Nudeln, Tortellini)
Naturbelassene Produkte in Dosen kaufen
Fertigprodukte aufpeppen (z.B. Sugos)
Kleingeschnittener Salat aus der Tüte - besser als keiner
Salatbar in Supermärkten

Für Zwischendurch:
Nüsse, Trockenfrüchte, Obst, Joghurt

Gesunde Mahlzeiten sind mir zu teuer:
Dass gesunde Ernährung teuer ist, ist eine häufig bemühte Behauptung. Besonders dann, wenn Menschen ihre weniger optimale Ernährungsweise verteidigen möchten.
Das Ernährung Geld kostet ist unumstößlich.
Aber: Kann gesunde Ernährung überhaupt teuer sein?
Wer das Leben und die Gesundheit als das höchste Gut betrachtet, wird das kaum behaupten können.
Gesunde Ernährung ist dann nicht teuer, sondern notwendig, selbstverständlich.

Geldspartipps beim Einkaufen:
! Einkaufen am Markt
Regional, saisonal einkaufen
Mahlzeiten für eine Woche planen
Einkaufsliste
Sonderangebote genau unter die Lupe nehmen (Preis pro Gewicht vergleichen)
Tiefkühlgemüsemischungen
Rabattecke im Supermarkt
Naturjoghurt mit Obst ist billiger als Fruchtjoghurt
Milchprodukte die rasch konsumiert werden, zum halben Preis kaufen
Brot /Gebäck selber backen (in Scheiben einfrieren)
Gemüse und Kräuter selbst anbauen: z.B. Tomaten und Kräuter selbst anbauen, in Blumentöpfen
Getränke mit Ausnahme von Leitungswasser meiden
bei Salzgebäck, Schokolade und Co: Billigprodukte
Vorsicht bei Vorteilspackungen
Wurst- und Käsetheken nutzen
Salat auf Vorrat zubereiten
nicht mit leerem Magen einkaufen gehen!

Mir wird ständig was schlecht:
Haltbarkeitsdatum beachten, auch selbst überprüfen (insb. Milchprodukte)
Kleine Portionen kaufen (Markt, Theken)
Speisen immer fest verschlossen im Kühlschrank lagern
zerkleinerte Produkte mit Frischhaltefolie bedecken/ einfrieren
Obst und Gemüse immer gleich aus der Plastikverpackung nehmen und abspülen
im Kühlschrank unter Gemüse Küchenrolle legen
Gemüse, das leicht austrocknet, in luftdurchlässige Folie verpacken
Obst und Gemüse immer eher kühl lagern (z.B. Balkon, Keller).

Nicht in den Kühlschrank: Äpfel, Zitrusfrüchte, Kartoffel, Bananen, Tomaten und Paprika
Äpfel und Avocados nach Möglichkeit allein lagern (Ethylen)

KULTURELLE VIELFALT UND ERNÄHRUNG

Der Ort an dem wir leben, bildet immer weniger den Rahmen, der unser Essen bestimmt. Es werden immer mehr Länder und Geschmäcker miteinbezogen.
Kulinarische Heimat in der Fremde.

Essen ist mehr als nur Nahrungsaufnahme. Ernährung ist ein unabdingbares menschliches Grundbedürfniss. Sie ist als Maßnahme zur Nährstoffaufnahme und Gesunderhaltung des Körpers unabdingbar. Eine Über- wie auch eine Unterernährung beeinflusst die Lebensqualität nachhaltig. Dabei geht es nicht um die Menge (Quantität) sondern auch um die Wertigkeit (Qualität) der aufgenommenen Nahrung.
Die Ernährung stellt auch einen wichtigen Teil der sozialen und kulturellen Identität dar.
Essen ist auch Ausdruck der Integration in bestimmte soziale Kreise.

Integration geht durch den Magen:
Essen und Trinken sind ein Mittel der Integration und Distinktion. Durch die Ernährung kann kulturelle Zugehörigkeit in Bezug auf Gemeinschaften, Regionen, Ethnien oder Nationen zum Ausdruck gebracht werden. Die gleiche Nahrung stellt kulturelle Gemeinsamkeiten her, vermittelt Zusammengehörigkeit. Gerade bei Migranten hat die traditionelle Ernährung oft einen hohen Stellenwert. Wer als Migrant in eine neue Umgebung kommt, dem gibt es emotionelle Sicherheit. Die Nahrung kann als bewegliches Kulturgut eine Hilfestellung zur emotionellen Bewältigung des Unbe- kannten sein.

Benimmregeln bei Tisch in fernen Ländern
Wie isst man Spaghetti in Italien? Oder Huhn in Frankreich? Was ist wo verpönt?

In unserer globalisierten Welt ist es wichtig, sich auch mit den Sitten anderer Länder vertraut zu machen.
Einige Beispiele:
Italien:
Spaghetti werden ohne Löffel gegessen, nur mit der Gabel.
Zu Spaghetti mit Muscheln oder Scampi keinen Parmesan verlangen.
Keine Einzelrechnungen beim Essen in ein Restaurant.
Die Serviette kommt auf den Schoss und nicht in den Hemdausschnitt............
Frankreich:
Das Baguette wird nicht geschnitten – man sollte es brechen.
Hähnchenschenkel mit Messer und Gabel essen, hingegen darf man Hühnerflügerl in die Hand nehmen.
Zum Thema Trinkgeld: Es wird nicht wie bei uns aufgerundet. Es ist üblich sich alles bis auf den letzten Cent rausgeben zu lassen. Das Trinkgeld lässt man dann am Tisch liegen.
Mit einem lauten „Hallo" den Kellner zum Tisch rufen ist ein heftiger Fauxpas. Man nimmt Augenkontakt auf und gibt ein diskretes Zeichen.
Den Suppenteller nicht kippen.
Großbritannien:
Keinen „Guten Appetit" wünschen: Es gibt im Englischen keine passende Entsprechung dafür und der Brite verspürt gar nicht das Bedürfnis, eine derartige Äußerung zu machen.
China:
In China sollten die Essstäbchen nie senkrecht in den Reis gesteckt werden. Das ist ein Totenritual und bringt Unglück.
Speisen die für den ganzen Tisch serviert werden, sollten da unbedingt stehen bleiben, sie dürfen nicht herumgereicht werden

Japan:
In Japan gehört es zum guten Ton die Suppe zu schlürfen (dadurch können sich die Aromen der Suppe erst richtig entfalten). Das gilt aber nur für die Suppe, alle anderen Speisen sollten möglichst geräuschlos gegessen werden.
Türkei:
In der Türkei isst man nur mit der rechten Hand. Die linke Hand gilt als unrein.
Man sollte beim Essen im Sitzen vermeiden die Schuhsohlen dem Tischnachbarn entgegenzustrecken, es könnte als Beleidigung aufgefasst werden.

Essgewohnheiten in fremden Kulturen:
In welchen Ländern wird am schärfsten gegessen?
Ob rotes Thai-Curry, indisches Huhn oder scharfe Curry-Wurst – scharfes Essen , besonders asiatische Speisen erfreuen sich großer Beliebtheit. Die scharfen Anteile der Gewürze wirken als Geschmacksverstärker. Hohe Schärfegrade öffnen die Hautporen am ganzen Körper und fördern das Schwitzen, ein möglicher Grund, warum gerade in Ländern mit warmem Klima gern scharf gegessen wird. Auch führt es zu einer Ausschüttung von Glückshormonen (Endorphin). Die Inhaltsstoffe vieler scharfer Früchte hemmen das Wachstum von Bakterien. Außerdem werden fetthaltige Speisen rascher verdaut.
Scharfes Essen ist in Maßen durchaus gesund und anregend.

Aber auch Religionen bestimmen in vielen Ländern den Speiseplan.
In Indien essen die Menschen keine Kühe, denn die Kuh gilt als heilig.
Bei Moslems und Juden ist das Schweinefleisch tabu.
Jede Religion hat ihre Speisegesetze.
Warum essen Muslime kein Schweinefleisch?
Laut Koran dürfen Muslime kein Schweinefleisch essen.
Nur wiederkäuende Huftiere mit gespaltenen Klauen, also Paarhufer, sind zum Verzehr geeignet.

Das Schwein ist zwar ein Paarhufer aber kein Wiederkäuer und wird deshalb als „unrein" angesehen. Rinder, Schafe und Ziegen sind wie alle wiederkäuende Paarhufer reine Pflanzenfresser, ihr Fleisch darf verarbeitet und gegessen werden, Das Schwein ist ein „Allesfresser".

Auch jegliches Fleisch von natürlich verendeten Tieren (also nicht geschlachtet) soll nach dem Koran nicht gegessen werden, denn zum Verzehr geeignetes Fleisch muss völlig ausgeblutet sein, Blut darf weder gegessen noch getrunken werden.

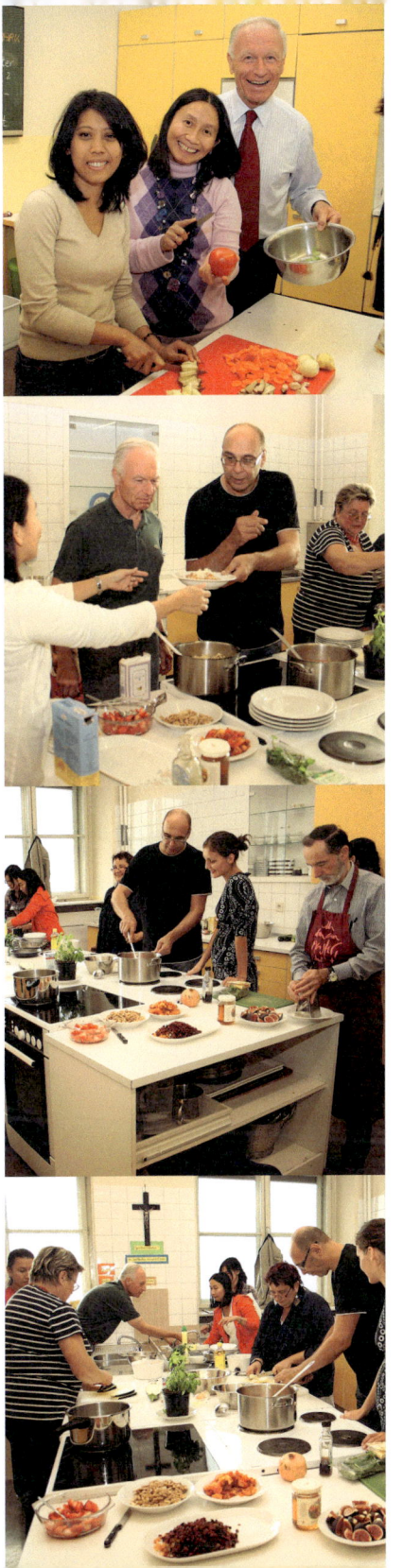

REZEPTE

KAROTTEN – ORANGENSUPPE
mit Ingwer

1 mittelgroße Zwiebel, 500 g Karotten, 1 EL Öl, etwas Mehl, Salz, Pfeffer, 1 Liter Gemüsesuppe, Saft von 2 mittelgroßen Orangen, 1 Prise Muskat, 1 Prise Koriander, 1 Prise Chili geschrotet, 1/2 TL frischer Ingwer fein gehackt, etwas Sauerrahm oder Creme Legere, 2 - 3 EL Mandelblättchen, einige Orangenfilets, frischer Koriander oder Petersilie.

Karotten und Zwiebel würfelig schneiden und in Öl anschwitzen, mit etwas Mehl bestäuben und mit der Gemüsebrühe aufgießen. Etwa 25 Minuten köcheln lassen und pürieren.
Den frisch gepressten Orangensaft, Salz, Pfeffer, Muskat, Koriander, Chili und den fein gehackten Ingwer dazugeben, etwas Sauerrahm unterrühren und kurz ziehen lassen.

Die Mandelblättchen in einer Pfanne ohne Fett rösten.

Die Suppe mit einem Löffel Sauerrahm, den Mandelblättchen, frischen Orangenfilets, Koriander- oder Petersilienblättern und geschrotetem Chili servieren.

KÜRBISCREMESUPPE
mit Ingwer und Chili

1 mittelgrosser Kürbis (Hokkaido), 1 Zwiebel gehackt, 1 – 2 Knoblauchzehen, etwas Öl oder Butter, 400 ml klare Gemüsesuppe, Salz, Pfeffer, Muskatnuss, frischer gehackter Ingwer, 1 rote Chilischote gehackt, gehackte Petersilie, ca. 150 ml Schlagobers oder Sauce Guma, Kürbiskerne.

Den Kürbis in Würfel schneiden.
Zwiebel und Knoblauch in Öl/Butter anschwitzen.
Den würfelig geschnittenen Kürbis dazugeben, kurz rösten und mit der Suppe aufgießen.
Mit Salz, Pfeffer, Muskatnuss, Ingwer und Chili würzen und köcheln lassen.
Wenn der Kürbis weich ist, das Schlagobers hinzugeben und mit dem Stabmixer pürieren und abschmecken.

Mit Petersilie und gerösteten Kürbiskernen bestreut servieren.

KRÄUTER - TOMATENSUPPE
mit Mozzarella und Croutons

500g frische Tomaten gewürfelt, 250g Dose geschälte Tomaten, Gemüsebrühe, nach gewünschter Konsistenz, 2 Karotten, 1 Zwiebel, 1 Knoblauchzehe, 1 Jungzwiebel, ½ gelber Paprika, frisches Basilikum, Oregano, Thymian, Salz, Pfeffer,
etwas Öl, gewürfelter Mozzarella, Brotwürfel.

Die fein geschnittene Zwiebel und den gehackten Knoblauch in etwas Öl anschwitzen und mit Gemüsebrühe aufgießen.
Etwas köcheln lassen und die Dose geschälter Tomaten beifügen.
Alles kurz pürieren.
Dann die fein geschnittenen Karotten, den Paprika, den Jungzwiebel und die Tomatenwürfel, die frischen Kräuter dazugeben und die Suppe ca. 20 Minuten köcheln lassen.
Falls die Suppe zu dick wird, mit etwas Wasser aufgießen.
Je nach Geschmack mit einem Schuß Rotwein verfeinern.

Die Suppe mit gewürfelten Mozzarella (ev. Büffelmozzarella) und gerösteten Brotwürfeln servieren.
Oder nur mit etwas Sauerrahm oder Schlagobers.

SOJASUPPE
mit Pilzen und Gemüse

250 g blättrig geschnittene verschiedene Pilze, 2 blättrig geschnittene Karotten, eine Handvoll Sojasprossen, 1 mittelgroße gehackte , 1 Stück gehackter Lauch, 2 gehackte Knoblauchzehen, etwas gehackter Ingwer, 1 rote Chilischote, grüner frischer Koriander, 50 g Glasnudeln, etwas Ö, Sojasauce etwas Maizena.

Die Zwiebel, den Knoblauch, den Lauch, den Ingwer und die gehackte Chilischote mit den blättrig geschnittenen Pilzen in etwas Öl anrösten und mit Wasser aufgießen.
Die blättrig geschnittenen Karotten zugeben und köcheln lassen bis die Karotte bissfest gar ist. Die Sojasprossen dazugeben und die Suppe mit Sojasauce abschmecken.
Die Suppe einige Minuten ziehen lassen.
Etwas mit Maizena binden.

Die Glasnudeln kurz in heißes Wasser geben, mit einer Schere schneiden, in einen Suppenteller geben und mit der Soja-Pilzsuppe aufgießen.

Mit gehackten frischem Koriander bestreuen.

KERNÖL - TOPFENAUFSTRICH

1 Pkg. Magertopfen, etwas Sauerrahm, etwas geschmolzene Butter, Salz, Pfeffer, Knoblauch, gehackte Petersilie, Kernöl, Kürbiskerne geschrotet, Kürbiskerne ganz.
Alle Zutaten gut miteinander vermischen, damit die Masse schön sämig wird.
Damit frisches Brot bestreichen, oder ein Blatt Schinken füllen.
Die Kürbiskerne ohne Fett in einer Pfanne anrösten und über bestrichene Brote streuen.

FALAFEL
mit Salatgarnitur und Sauerrahm- Minzedipp

100 g getrocknete Kichererbsen, 25 g grüne getrocknete Erbsen, 1 Zwiebel; 1 Knoblauchzehe, frische Petersilie, Kreuzkümmel nach Bedarf, Koriander, Paprikapulver, etwas Backpulver, etwas Mehl Salz, Pfeffer, Öl zum Frittieren.

Joghurt, Minze frisch oder getrocknet, etwas Knoblauch, Salz, Pfeffer, etwas Olivenöl.
Fladenbrot

Am Abend die getrockneten Hülsenfrüchte unter fließendem Wasser waschen und in einer Schale Wasser über Nacht einweichen
(in türkischen Läden gibt es auch schon gekochte Kichererbsen)
Die Kichererbsen und Erbsen müssen ganz vom Wasser bedeckt sein.
Am nächsten Tag die weichen Hülsenfrüchte abseihen und gut abtropfen lassen.
Alles, Kichererbsen, Erbsen, Zwiebel, Knoblauchzehe, Petersilie, in einer Küchenmaschine, oder mit dem Pürierstab, zu einem feinen Brei pürieren, mit dem Salz und den Gewürzen abschmecken.
Abschließend etwas Backpulver untermischen.
Flache Kugeln formen.
Sollte die Masse sehr feucht und klebrig sein, etwas Mehl dazugeben, damit die Falafel beim Frittieren nicht zerfallen.
Falafel in heißem Öl frittieren.

GETREIDESALAT
mit Gemüse

200g Getreide nach Wahl oder gemischt, einige Kirschtomaten, 1/2 Bund Frühlingszwiebel, 1 Zwiebel, 1 Knoblauchzehe, ½ gelbe, grüne und rote Paprika, 2 Karotten, 1 Zucchini, frische Petersilie und Oregano, schwarze Oliven ohne Stein, einige Salatblätter (eventuell auch Melanzani oder anderes Gemüse)

Das Getreide kurz in Salzwasser aufkochen, auf der ausgeschalteten Herdplatte quellen lassen und kalt abspülen. Die Frühlingszwiebel, die Zwiebel, den Knoblauch, die Paprika, die Karotten und die Zucchini in kleine Würfel schneiden und kurz andünsten. Das ausgekühlte Getreide mit dem Gemüse, der gehackten Petersilie und dem Oregano vermengen, mit Salz und Pfeffer abschmecken und mit „GESUNDEM DRESSING " marinieren.
Die Gemüse-Getreidemischung auf Salatblätter anrichten, halbierte Kirschtomaten darauf verteilen.
Dazu: geräucherten Tofu in Scheiben schneiden und in einer Pfanne mit wenig Öl anbraten.
Oder: Seitanfilet abtropfen lassen, in feine Streifen schneiden und in einer Pfanne kurz braten.
Oder: Datteln entkernen, mit etwas Käse (Mozzarella, Schafkäse, Ziegenkäse etc.) füllen, mit eine Speckscheibe umwickeln und in einer Pfanne knusprig anbraten.
Oder: schnittfesten Ziegenkäse mit Honig bestreichen und kurz im Backrohr gratinieren.
Oder: Joghurt mit etwas Olivenöl, Salz, Pfeffer, etwas Senf, etwas gehackten Knoblauch und verschiedenen Kräutern nach Geschmack verrühren

GESUNDES DRESSING

4 EL Olivenöl Virgin Native, 2 EL Rapsöl kalt gepresst, 1 EL Bio leinöl, Balsamicoessig weiß, Salz, frischer schwarzer Pfeffer, etwas gehackter Knoblauch, frische Kräuter nach Belieben.

Essig mit Salz und Pfeffer verrühren, Öl mit einer Schneerute einrühren, restliche Zutaten untermischen, bis die Mischung schön sämig wird.

Leinöl stellt unter den kalt gepressten Pflanzenölen eine Besonderheit dar. Es ist das Öl mit dem höchsten Gehalt an Omega-3-Fettsäuren (mehr als 60%). Leinöl ist aufgrund seines hohen Omega 3 – Anteils ein äußerst oxidationsempfindliches Öl. Daher sollte es immer gut verschlossen, vor Licht geschützt und kühl (am besten im Kühlschrank) aufbewahrt werden. Als wertvolle Nahrungsergänzung kann das Leinöl morgens nüchtern genossen werden – 1 EL.
Während 100 Gramm Leinöl bis zu 55 Gramm Omega- 3- Fettsäuren enthalten, finden sich selbst in fetten Seefischen nicht mehr als 3 Gramm. Außer den bekannten positiven Wirkungen der Omega-3-Fettsäuren auf unsere Gesundheit, sind sie auch Nahrung fürs Gehirn, selbst ein Mangel an Gefühlen und Emotionen kann auf eine zu geringe Zufuhr von Omega-3-Fettsäuren zurückgeführt werden.

GETREIDELAIBCHEN
mit Gemüse und pikanter Tomatensauce

für die Tomatensauce: 300g fleischige Tomaten, 1 gelber Paprika, 1 Knoblauchzehe, 1 Jungzwiebel, 1 Zwiebel, 1 Karotte, etwas klare Gemüsesuppe, 1 EL Tomatenmark, Salz, frischer Pfeffer, frischer Oregano, Olivenöl, etwas Chili.

Für die Getreidelaibchen: 200g Getreide nach Wahl oder gemischt, 500g verschiedenes Gemüse wie Zucchini, Paprika, Karotten, Lauch, etwas Topfen oder Sauerrahm, etwas Olivenöl, Salz, Pfeffer, frische Petersilie, 1-2 Eier, etwas Semmelbrösel, 1-2 Eier.

Die fein gehackte Zwiebel und Knoblauch, die klein würfelig geschnittene Paprika, Jung- Zwiebel und Karotte in etwas Olivenöl einige Minuten in einer Pfanne andünsten. Die klein würfelig geschnittenen Tomaten und das Tomatenmark dazugeben und mit der klaren Gemüsesuppe aufgießen. Einige Minuten einkochen, mit Salz, frischem Pfeffer, Chili und frischem gehackten Oregano abschmecken.
Die Masse, wie beim Getreidesalat, nicht mariniert, mit Ei und Semmelbrösel vermischen, Laibchen formen und goldgelb ausbraten.

Die Getreidelaibchen auf der warmen pikanten Tomatensauce anrichten und mit frischer gehackter Petersilie bestreut servieren.

Dazu passt auch ein Kräuter-Knoblauch-Sojadipp oder Joghurtsauce.

BULGUR - GEMÜSEPFANNE
mit Dipp

150 g Bulgur, 300 ml klare Gemüsesuppe, 1 mittelgroße gehackte Zwiebel, 1 rote Paprika, 1 kleine Melanzani, 1 kleine Zuchini, einige Champignons,
100 g Schafkäse, Knoblauch, Salz, Pfeffer, etwas Paprikapulver, 1 rote Chilischote, frische gehackte Petersilie, einige kernlose schwarze Oliven, einige Kapernbeeren, einige getrocknete Tomaten.

Joghurt, Salz, Pfeffer, etwas Senf, etwas Olivenöl, etwas gehackter Knoblauch.

Den Bulgur ca. 10 Minuten lang in der Gemüsebrühe köcheln lassen. Inzwischen das Gemüse putzen und zusammen mit dem Schafskäse mundgerecht würfeln.
Dann Zwiebelwürfel in heißem Olivenöl anbraten.
Nun das gewürfelte Gemüse dazugeben und 5-10 Minuten anbraten. Nun nimmt man den Bulgur vom Herd - das Wasser sollte jetzt aufgesogen sein - und mischt ihn unter das Gemüse.
Das Ganze kann nun nach Belieben mit Knoblauch, Salz, Pfeffer, Paprika und Chili gewürzt werden.
Durch die Suppe und den Schafskäse ist nicht mehr viel Salz nötig. Zuletzt gibt man den gewürfelten Schafskäse, die Oliven, die Kapernbeeren, die geschnittenen getrockneten Tomaten hinzu und erwärmt die Gemüsepfanne nur kurz, damit der Schafkäse nicht komplett schmilzt.

Heiß, mit der Joghurtsauce, mit Petersilie bestreut, servieren.

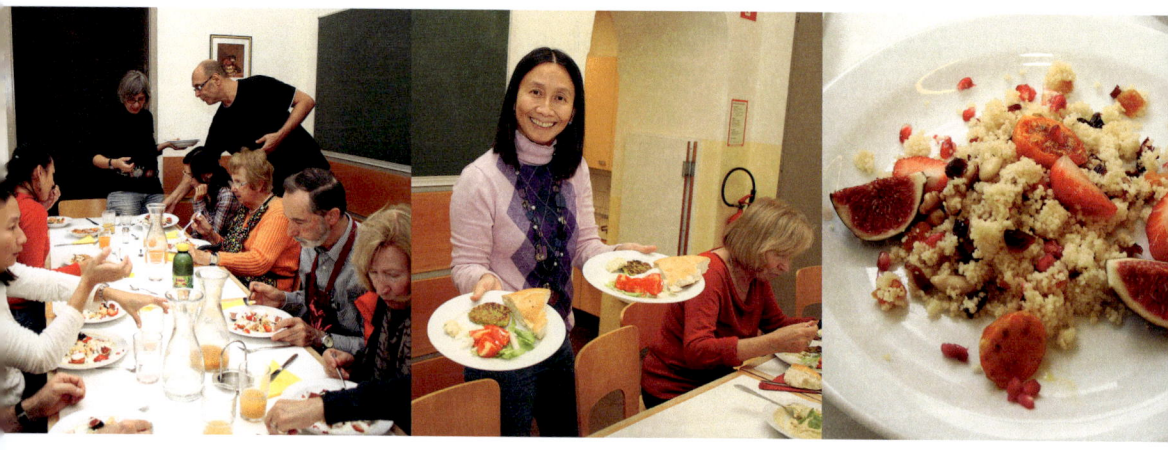

GEBRATENES PUTENFILET
mit Portweinsauce und Kartoffelgemüsepfanne

4 Putenfilets, etwas Öl, einige Kartoffel, 1 Zwiebel, etwas Jungzwiebel, 2 Karotten, 1 Zucchini, je ½ roter, grüner und gelber Paprika, Petersilie gehackt.
ca. ¼ l klare Suppe, etwas gehackten Zwiebel, 1 Teelöffel Tomatenmark, Salz, Pfeffer, ½ Knoblauchzehe, 1/8 l Portwein, 1 blaue Pflaume, ein kleines Stück Schokolade, ein Schuss Schlagobers, eventuell, falls nötig etwas Maisstärke.

Putenfilets in Klarsichtfolie leicht klopfen, salzen und pfeffern. In einer flachen Pfanne braten.

Für die Sauce, die Zwiebel und den Knoblauch in etwas Öl anschwitzen, Tomatenmark dazugeben, mit der Suppe aufgießen und abschmecken, einige Zeit einkochen lassen bis sie sich eindickt. Mit Portwein aufgießen, einen Schuss Schlagobers, die Schokolade und die fein geschnittene Pflaume hinzufügen. Weiter kochen lassen, bis die Sauce eine cremige Konsistenz bekommt, falls sie zu dünn sein sollte, mit etwas Maisstärke abbinden.

Die gekochten Kartoffeln vierteln, Die Zucchini, die Karotten, den Zwiebel, Jungzwiebel und Paprika in mundgerechte Stücke schneiden und alles zusammen in etwas Öl rösten, bis das Gemüse bissfest ist. Zum Schluss die gekochten Kartoffel untermengen. Mit Salz und Pfeffer würzen, mit Petersilie bestreuen.

MELANZANIAUFLAUF
mit frischen Tomaten und Parmesan

Olivenöl oder Rapsöl, 1 kg Auberginen, Salz und frisch gemahlener schwarzer Pfeffer, 700g geschälte geviertelte (Eier-)Tomaten, 1 Dose geschälte Tomaten, 1 Zweig Oregano, abgezupft und gehackt, frisches Basilikum, 300 - 400g frisch geriebener Pecorino oder Gran Padano, etwas Zucker.

Die Auberginen längs in 5mm dicke Scheiben schneiden, salzen und ausdrücken. Olivenöl in einer Pfanne bei mittlerer Temperatur erhitzen. (Der Boden der Pfanne sollte stets mit Öl bedeckt sein; allerdings nicht zu viel hineingeben, da die Auberginen sehr viel Öl aufsaugen.) Auberginenscheiben portionsweise auf beiden Seiten goldbraun braten, mit Salz und Pfeffer würzen, in ein Sieb geben und abtropfen lassen.
Olivenöl bei mittlerer Temperatur in einer Pfanne erhitzen. Die Hälfte der Tomaten und die Dose geschälte Tomaten, Oregano, Basilikumblätter, 2 Esslöffel geriebenen Käse, Zucker,
Salz und Pfeffer zufügen, zum Kochen bringen und etwa 10 Minuten köcheln lassen. Die Tomatensauce eventuell mit etwas Rotwein verfeinern.
Restliche Tomaten in Scheiben schneiden.
Backofen auf 180 Grad vorheizen.
Eine Lage Auberginen in eine eingefettete Auflaufform geben, mit Käse bestreuen und einige halbierte Basilikumblätter, sowie etwas Sauce darüber geben. Eine Lage frische Tomatenscheiben. Weitere Schichten abwechselnd hineingeben, bis alle Zutaten verbraucht sind. Als letzte Schicht frische Tomaten und Parmesan.
20 Minuten backen, heiß oder lauwarm servieren.

Dazu passt ein Joghurt- oder Sauerrahmdipp und Kartoffeln.

GEFÜLLTE PAPRIKA
mit Cous Cous und Gemüse

Für die Couscous-Fülle:
200g Couscous, 500g verschiedenes Gemüse, wie Zucchini, Paprika, Karotten, Lauch, etwas Olivenöl, etwas Butter, Salz, Pfeffer, frische Petersilie, 1-2 Eier, etwas Semmelbrösel.
8 geputzte bunte Paprikahälften, 8 Scheiben Mozzarella oder anderen Käse.

Den Couscous mit kochendem Wasser übergießen, zugedeckt ziehen lassen, mit einer Gabel auflockern, etwas Butter und Olivenöl untermischen.
Das Gemüse ihrer Wahl klein würfelig schneiden und mit der gehackten Zwiebel und Knoblauch kurz dünsten. Die erkalteten Zutaten miteinander vermengen, mit Salz, Pfeffer und gehackten Oregano würzen, das Ei und die Semmelbrösel untermischen. Kurz rasten lassen.
Die Paprikahäften mit der Masse füllen, auf ein befettetes Backblech geben, etwas Wasser hinzufügen und bei ca. 180 Grad im Backrohr braten, bis die Paprika leicht bissfest sind.
Anschliessend mit den Mozzarellascheiben belegen und bei 200 Grad gratinieren.

Die Paprikahälften auf einer warmen pikanten Tomaten- oder Karottensauce anrichten und mit frischer gehackter Petersilie bestreut servieren.
Dazu passen Reis oder frische Kartoffeln.

THAI - CURRY
mit Hühnerfilet, Gemüse und Jasminreis

300 g Hühnebrustfilet in Streifen geschnittenen, rote Currypaste nach Bedarf, etwas Fischsauce, Maisstärke, 250g Gemüse (Karotten, Champignon, Sojakeime, Bambussprossen, etc.) etwas Öl (Erdnussöl), 3 dl Kokosnussmilch, etwas Nüsse (Cashew, Erdnüsse), grüner frischer Koriander, 1 Stange Zitron- engras, 1/2 Limette, Jasminreis.

Das in Streifen geschnittene Hühnerbrustfilet mit einer Marinade aus Wasser, Maisstärke und Fischsauce marinieren und ca. 1 Stunde ziehen lassen.
Das Gemüse kurz anrösten, sollte knackig bleiben und kalt abschrecken.
Die rote Currypaste in etwas Öl in einem flachen Topf anrösten und mit der Kokosnußmilch aufgießen.
Solange köcheln lassen, bis die Kokosnußmilch cremig wird und etwas einkocht.
Zitronengras mit einem Messer flach drücken und zusammen mit den anderen Gewürzen in die Kokosnußmilch geben.
Das marinierte Hühnefleisch hinzufügen und kurz aufkochen, danach das Gemüse und die Nüsse beimengen.
Nach Bedarf mit Fischsauce abschmecken.
Die Zitronengrasstange und die Limettenscheiben entfernen.

Mit frischen Koriander bestreut und Jasminreis servieren.

DINKELBANDNUDELN
mit Gemüsesugo

180 g Dinkel-Vollkorn-Bandnudeln, 1/8 l Wasser, 1 Dose geschälte Tomaten, 400g Tomaten, 1 Zucchini, 1 Karotte, 1 mittelgroße rote Zwiebel , 200 g Okraschoten frisch oder aus dem Glas , 1 Knoblauchzehe , Salz, Pfeffer, etwas Oregano und Thymian, etwas Öl, frisches Basilikum, frisch geriebener Parmesan.

Die Nudeln in reichlich leicht gesalzenes kochendes Wasser geben und ca. 8-10 Minuten bissfest kochen.

Geschälte Tomaten in einen Topf geben. Zucchini, Karotte, Zwiebel würfelig schneiden und mit den geputzten Okraschoten zu den Tomaten geben und kurz durchdünsten lassen.
(Werden schon gekochte Okraschoten aus dem Glas verwendet, diese erst ganz zum Schluss in das Sugo geben.)
Den gehackten Knoblauch zum Gemüse geben, salzen, pfeffern und zum Schluss die gehackten Kräuter unterrühren.

Nudeln abseihen und in das Gemüsesugo geben.
Kurz durchziehen lassen und die Bandnudeln mit Gemüsesugo und frisch geriebenem Parmesan servieren.

Mit Basilikumblättern garnieren.

SAFRANTOPFENCREME
mit Ahornsirup

250g Topfen/ Magertopfen, 1/2 Tasse Milch, 1 Messerspitze Safran
125 ml Schlagobers, 1/2 Vanilleschote, abgeriebene Zitronenschale Ahornsirup.

Vanilleschote mit Milch erhitzen.
Safran, auf Handfläche verreiben und in die Milch geben, Deckel darauf und zur Seite stellen.
Schlagobers steif schlagen.
Topfen in eine Rührschüssel geben. Abgeseihte Safranmilch, den Ahornsirup und den Zitronenabrieb zum Topfen geben.
Cremig rühren (wenn möglich mit Rührgerät)
Das steif geschlagene Schlagobers unterheben und in Dessertgläser einfüllen.

Als Garnitur verwendet man ev. Mandelblättchen, gehackte Pistazien oder Granatapfelkerne.

ZUCCHINIKUCHEN
mit Schokolade

für Backblech oder Kastenform

3 Eier, 250ml Zucker, 250ml Sauerrahm, 125ml Öl, ca. 375ml fein geraspelte Zucchini, 125ml Benco, 125ml geriebene Nüsse, 250 ml Buchweizenmehl, 1 Pkg. Backpulver, 1 Pkg Vanillezucker, Staubzucker.

Die Eier und den Zucker schaumig rühren, mit dem Öl, den geriebenen Nüssen, dem Benco, dem Sauerrahm, den geraspelten gut aus- gedrückten Zucchini vermengen. Das Mehl mit dem Backpulver vermischen und in die Masse unterheben.
Falls die Masse zu flüssig ist etwas Mehl dazugeben.
Auf die gebutterte, gemehlte Backform verteilen und bei ca. 175 Grad, ca. 25 – 30 Minuten backen.

Den Kuchen mit Staubzucker und eventuell mit lauwarmer Schokoladen- oder Fruchtsauce servieren.

Anstelle von Zucchini können auch Karotten verwendet werden.

Grundrezept Becherkuchen:
3 Eier
je 1 Becher Zucker, Sauerrahm, Mehl
½ Becher Öl
1 Becher Benco oder Nüsse, Mohn, Topfen....nach Belieben
1 Pkg Backpulver, 1 Pkg Vanillezucker
Schuss Rum nach Belieben

Die Verwendung von Benco anstelle von Kakao macht den Kuchen durch die Lufteinschlüsse luftiger und leichter, .

BUCHWEIZENPALATSCHINKEN,
Vanillecreme und Früchte

250ml Milch, 3 Eier, etwas Salz, 125g Buchweizenmehl, 250 ml Schlagsahne, 250 ml Sauerrahm, 1 Vanilleschote, Zucker nach Belieben, 1 Pkg. Sahnesteif.
Frische Früchte der Saison, Staubzucker, einige gehackte Pistazien.

Den Palatschinkenteig anrühren und etwas rasten lassen,
8 Palatschinken ausbacken.
Den Sauerrahm mit dem Zucker gut verrühren. Die Vanilleschote auskratzen und unterrühren. Alles mit der geschlagenen Schlagsahne, mit dem Päckchen Sahnesteif verrühren, in den Kühlschrank stellen.
Die frischen Früchte waschen, in mundgerechte Stücke schneiden, mit etwas Staubzucker und eventuell Fruchtsaft marinieren, etwas ziehen lassen.
Die lauwarmen Palatschinken mit der Vanillecreme füllen und mit den marinierten Früchten garnieren. Mit Staubzucker und Pistazien bestreut servieren.

Die Palatschinken können auch pikant mit geröstetem Gemüse der Saison gefüllt werden, dazu Sauerrahm oder Tomatensauce.

SÜSSER COUS COUS
mit getrockneten und frischen Früchten, Honigjoghurt

150 g CousCous
Staubzucker nach Belieben
Zimt nach Belieben
etwas Minze
150 g halbierte Erdbeeren
150 g getrocknete verschiedene Früchte und Nüsse
etwas Rosensirup
Granatapfelkerne zum Garnieren

250 g Joghurt
Honig nach Belieben

Für den süßen Couscous zuerst den Couscous laut Packungsanleitung zubereiten. Die Butter in kleine Stücke schneiden und mit dem feinen Zucker unter den Couscous mischen. Den Couscous mit einer Gabel auflockern und etwaige Klümpchen zerdrücken.

Die halbierten Erdbeeren mit Rosensirup marinieren und zusammen mit den kleingeschnittenen getrockneten Früchten und Nüssen mit dem CousCous vermengen. Mit Zimt und Minze verfeinern.

Den Früchtecouscous auf einem Teller anrichten, mit den Granatapfelkernen dekorieren und dem Honigjoghurt beträufeln. Kann lauwarm und kalt serviert werden.

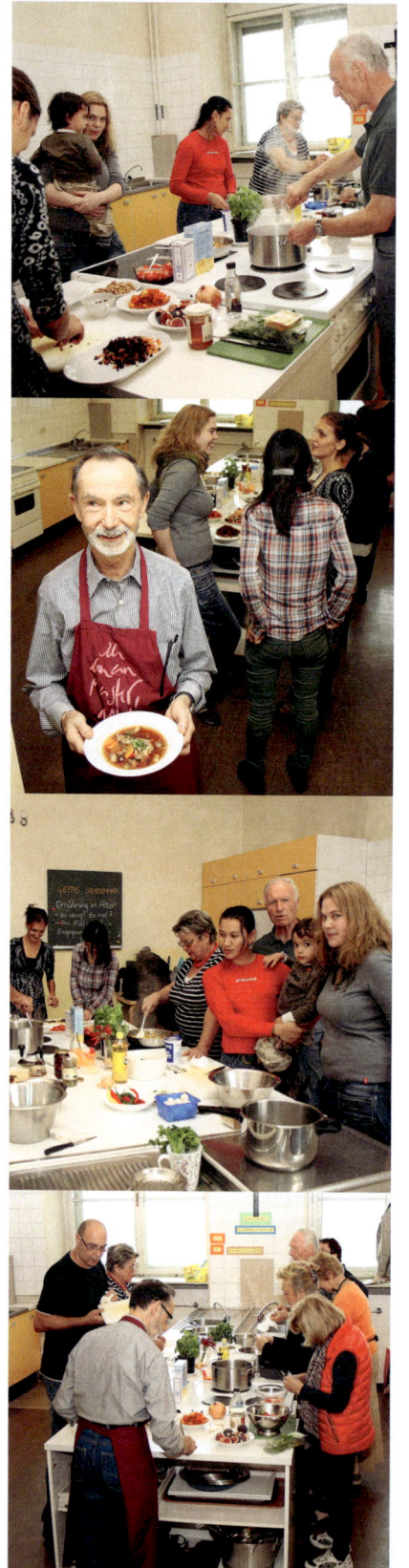

WISSENS-WERTES

GETREIDE

Vor über 12000 Jahren haben die Menschen entdeckt, dass die Körner gewisser Gräser gut schmecken und sättigen.
Zunächst haben sie sie nur gesammelt, aber sie lernten auch bald sie auszusäen, um sie leichter ernten zu können. Mit der Zeit entstanden so unsere heutigen Getreidesorten mit besonders großen Ähren, die einen großen Teil unserer Nahrungs- und Futtermittel liefern. Die Körner sind reich an Nährstoffen wie Eiweiß, Stärkemehl, Fette und Vitamine.
Der Begriff Getreide ist eine Sammelbezeichnung für landwirtschaftlich kultivierte einjährige Pflanzenarten, die aus Familie der Gräser stammen und einsamige „Früchte" tragen. Die Früchte werden als Körner bezeichnet und stellen weltweit die Hauptnahrungsquelle für Mensch und Tier dar.
Der Begriff Getreide leitet sich von dem althochdeutschen Wort „gitregidi" ab, was etwa soviel heißt wie Ertrag, Besitz oder was getragen wird.
Es gibt heute sieben wirtschaftlich bedeutende Getreidearten.
Gerste, Hafer, Roggen, Weizen, Hirse, Mais und Reis.

WEIZEN
Der heutige Saatweizen ging aus einer Kreuzung mehrerer Getreide- und Wildgrasarten hervor. Die ersten angebauten Weizenarten waren Einkorn und Emmer. Ihr Herkunftsgebiet ist der vordere Orient. Die ältesten Nacktweizenfunde stammen aus der Zeit zwischen 7.800 – 5.200 v. Chr.; und der Weizen ist nach der Gerste die zweitälteste Getreideart.
Der Weizen gedeiht am besten im mittleren warmen Klima auf feuchten lehmhältigen Böden und er stellt hohe Ansprüche an Licht und Wärme. Man unterscheidet zwischen Winter- und Sommerweizen, ebenso unter Saatweizen- und Hartweizen.
Weizen hat einen hohen Eiweißgehalt und die wichtigen Vitamine B1 und B2. Der Weizen ist leicht verdaulich und gilt als das Getreide für geistig arbeitende Menschen. Auf Grund

Auf Grund seines hohen Klebeeiweißgehaltes hat der Weizen eine hohe Backfähigkeit und ist daher bestens für die Herstellung von Brot, Gebäck und Kuchen geeignet. Aus Hart- und Durumweizen werden Teigwaren und Grieß erzeugt. Die bei uns wichtigste Sorte ist Nackt- oder Saatweizen. Er liefert das Mehl für Weißbrot, Brötchen und Kuchen, sowie für Weizenbier.

REIS
Reis ist eine der wichtigsten Kulturpflanzen der Welt.
Reis wird in Südasien seit mehr als 5000 Jahren kultiviert (er stammt wohl von dem ausdauernden Gras „Oryza rufipogon" ab), war aber schon im alten Rom als Nahrungsmittel bekannt. Allein in China werden mehr als 4000 verschiedene Sorten angebaut. Weltweit sind rund 7000 verschiedene Sorten bekannt. Da Reis ein warmes, feuchtes Klima braucht, werden 90 % der Welternte in den Monsunregionen Asiens angebaut. (Reis wird auch in der USA, Italien, Frankreich, Portugal, Spanien und seit kurzem in der Schweiz, in der Gegend von Locarno, angebaut).
Reis ist ursprünglich keine Wasserpflanze, sondern hat sich seit Jahrtausenden durch Zucht und natürliche Selektion an die Überflutung der Felder angepasst. Viele Unkräuter und Schädlinge werden durch die Flutung am Wachstum gehindert, was der hauptsächliche Grund für den Wassereinsatz beim Reisanbau ist.
Die vielen Reissorten können drei verschiedenen Grundtypen zugeordnet werden:
Langkornreis: hat eine Kornlänge von mindestens 6 mm. Die glasigen Körner sind weiß, oder schimmern leicht gelblich, beim Kochen werden sie weiß und bleiben locker und körnig.
Mittelkornreis: ist eine Mischform von Lang- und Rundkornreis, und stammt meist aus Italien, wo er viel für Risotto verwendet wird. Er ist gegart weich und leicht klebrig.
Rundkornreis: ist rundlicher Reis, mit einem weichem Kern. Er gibt beim Kochen viel Stärke ab, und ist gekocht weich und leicht klebrig.
" Silberhäutchen und Keimling sind nicht entfernt. Dieser Reis ist

besonders reich an Vitaminen, Mineralstoffen und Eiweißen. Er ist außerdem fettarm und hat einen niedrigen Cholesteringehalt. Damit ist der Naturreis ein wichtiger Bestandteil einer modernen, gesunden Ernährung. (Wildreis – Reis der keiner ist, wird gesondert behandelt)

GERSTE

Die Gerste ist neben dem Weizen vermutlich die älteste Getreideart. Die ältesten Nachweise der Gerste lassen sich bis 10. 500 v. Chr. zurückdatieren und stammen aus dem vorderen Orient und der östlichen Balkanregion. Schon die Ägypter, Griechen, Römer und Chinesen bauten sie an. Die Griechen ernährten sich fast ausschließlich von Gerste. Heute ist Gerste auf der ganzen Welt verbreitet ,und ist klimatisch sehr anpassungsfähig.
Das gesamte Gerstenkorn ist reich an Mineralstoffen, Kalium, Phosphor, Kalzium und Kieselsäure. Gerste wirkt aufbauend auf das menschliche Nervensystem und fördert die Konzentrationsfähigkeit.
Gerste bildet beim Kochen viel Schleim, der bei Magen- oder Darmentzündungen sehr gut wirkt.
Der intensive Kohlenhydratprozess führt beim Keimen zur Malzbildung und wird bei der Bier- und Whiskyerzeugung, sowie zur Erzeugung von Malzkaffee eingesetzt. Geschälte Gerste eignet sich als Rollgerste gut für Suppen und Aufläufe. Gerstenkörner werden zu Brot verbacken oder als Graupen (polierte Körner) in Suppen gegessen.

HIRSE

Hirse ist ein Rispengetreide und als eine der ältesten Getreidesorten fast überall auf der Welt verbreitet. Man nimmt an, dass vor mehr als 7000 Jahren einzelne Pflanzen des in Zentral- und Ostasien wachsenden Grases Panicum spontaneum kultiviert wurden. Die frühe Geschichte von Hirse ist nicht vollständig geklärt. In der Bronzezeit wurde Rispenhirse zu einer der wichtigsten Getreidearten in Mitteleuropa.

Kennzeichnend für die Hirse sind die kleinen rundlichen Früchte ohne Längsnarbe. Rispenhirse wird vorwiegend für den menschlichen Verzehr verwendet.

Hirse enthält viele Mineralstoffe und Spurenelemente und gehört zu den Basen bildenden Getreidesorten. Andere Getreidesorten sind Säure bildend und können ausserdem verschleimend wirken.

Hirse gehört zu den glutenfreien Getreidearten und wird deshalb von Personen, die Probleme mit Gluten haben, gegenüber anderen Getreidesorten bevorzugt. Das betrifft vor allem Personen, die an Magen-Darm-Beschwerden oder Zöliakie leiden und eine glutenfreie Ernährung einhalten müssen.

ROGGEN

Der Roggen ist wahrscheinlich die jüngste Getreideart, denn er wird erst seit 2500 Jahren genutzt.

Der Roggen stammt von einer wilden Roggenart in Kleinasien – dem Bergroggen – ab. Er kam dann als Unkraut mit dem Emmer (Weizensorte) nach Europa und wurde hier seit der Bronzezeit von den Kelten und Germanen angebaut.

Es gibt Winter- und Sommerroggen, wobei in Mitteleuropa fast nur Winterroggen angebaut wird. Er kann die Winterfeuchtigkeit besser nutzen und übersteht die Frühjahrstrockenheit leichter und hat deshalb einen besseren Ernteertrag.

Roggen enthält reichlich Vitamine des B-Komplexes und wertvolle Mineralstoffe. Der Roggen kräftigt den Menschen sehr, ist nicht leicht zu verdauen und muss daher gründlich gekaut werden. Roggen soll immer gekocht werden. Roggen kann als klassisches Brotgetreide gesehen werden. Weiters wird Roggen zur Sauerteigherstellung und für schmackhafte Aufläufe ver- wendet. Die Kleber genannten Proteine, die den Weizen so besonders backfähig machen, fehlen dem Roggen. Roggenbrot ist daher dichter und dunkler als Weizenbrot.

HAFER

Diese Getreideart verbreitete sich zuerst unerwünscht in Weizen- und Gerstenfeldern; bei den Römern galt es noch als Unkraut, wie heute noch der Flughafer. Aus ihm sind vermutlich vor 5000 Jahren die Kulturformen des Hafers gezüchtet worden. Er war in den frühen Hochkulturen Ägypten, Babylonien und Assyrien unbekannt. Der Hafer bevorzugt kühlere Gebiete Nord- und Mitteleuropas.

Hafer hat einen geringen Licht- und Wärmebedarf und braucht viel Wasser. Die Ansprüche an den Boden sind gering. Hafer ist die hochwertigste Getreideart, die in Mitteleuropa angebaut wird. Indem die Körner entspelzt und nicht geschält werden, bleiben die Vitamine der äußeren Kornschicht erhalten. Körner in gewalzter Form als Haferflocken können roh oder gekocht verzehrt werden und sind leicht verdaulich. Weiterhin lassen sich aus ihnen Hafergrütze und Hafermehl herstellen. In der Schon- und Diätkost werden mit Hafer verschiedene Beschwerden behandelt: Magen-Darm-Leiden, Gallen- und Nierenerkrankungen sowie Rheuma- und Kreislaufbeschwerden.

MAIS

Die Heimat des Mais liegt vermutlich zwischen Mexiko und Peru. Reste primitiven Wildmais sind auf 5000 v. Chr. datiert worden. Mit Christoph Kolumbus gelangte der Mais nach Europa und 1570 nach China. Zunächst galt er als Zierpflanze und wurde erst im 17. Jahrhundert als Getreide angebaut (der größte Maisproduzent ist die USA).

Es gibt eine Reihe von Sorten für unterschiedliche Verwendungszwecke: Puffreis (Popcorn), Zuckermais (Gemüse), Stärkemais, Wachsmais (Stärkegewinnung) und bunter Ziermais.

Mais wird als Nutzpflanze vor allem zur Ernährung des Menschen und als Futterpflanze angebaut.

Die Körner enthalten bis zu 70 % Wasser und eine ausgewogene Zusammensetzung von Kohlenhydraten, Eiweiß, Fett Mineralien, Provitamin A und den Vitaminen B1, B2, B3, B6 und C. Mais enthält nur wenig Eiweiß gegenüber anderen Getreidesorten.

Die Kohlenhydrate setzen sich aus Glukose, Fructose und Saccharose zusammen. Gleich nach der Ernte ist der Zuckergehalt am Größten, mit zunehmender Lagerdauer wandelt sich der Zucker in Stärke um.
Maismehl eignet sich nicht zum Brotbacken, den ihm fehlt das Klebeeiweiß, das das Brot zusammenhält.

PSEUDOGETREIDE (PSEUDOCEREALIEN)

Pseudogetreide wie zum Beispiel Amarant, Quinoa und Buchweizen sind ähnlich wie Getreide stark stärkehältig und werden daher oft als Getreide betitelt, gehören aber nicht zur Familie der Süßgräser. Pseudogetreide ist ebenso reich an Mineralstoffen, Eiweiß und Fett (bestehend aus ungesättigten Fettsäuren) wie „richtiges" Getreide und wird auf ähnliche Weise angebaut und verarbeitet.
Der größte Unterschied ist, dass Pseudogetreide keine Gluten aufweist. Gluten, auch als Klebeeiweiß bekannt, sind von zentraler Wichtigkeit für die Backfähigkeit von Mehl. Sie sind nämlich dafür verantwortlich, dass Mehl in Verbindung mit Wasser eine knetbare Masse bildet. Gluten sind allerdings der Grund dafür, dass einige Menschen Getreide nicht vertragen. Insbesondere bei Diäten, sowie in der Vollwertkost, spielt es zudem eine große Rolle.
Für unter Zöliakie (Glutenunverträglichkeit) leidende Menschen bilden die Pseudogetreide einen vollwertigen Getreideersatz.
Ebenso wie Getreide enthalten Amarant, Quinoa und Buchweizen viel hochwertiges Eiweiß, essentielle Aminosäuren, Kieselsäure, Vitamine, Eisen und weitere wichtige Inhaltsstoffe.
Im Amarantkorn wie in Quinoakorn ist der wertvolle Keimling in Relation zum Stärkekörper relativ groß. Das oft gering enthaltene Magnesium in unserer Ernährung finden wir hier reichlich und ebenso einen hohen Kalzium und Eisengehalt. Ebenso gilt der Buchweizen als sehr wertvolles Nahrungsmittel mit viel Stärke, Eiweiß, Mineralien und Vitaminen.
Unbedeutende oder rechtlich umstrittene Pseudogetreide sind Tigerlotus – Seerosengewächse und Hanf – Hanfgewächse.

AMARANT(H)

Amarant gehört zu den Fuchsschwanzgewächsen und ist auch unter dem Namen Inkaweizen bekannt. Er ist wichtig als Ernährungs-, Heil- und Färbepflanze.

Der Name der senfkorngroßen Körner stammt aus dem Griechischem: Amaranthus bedeutet „unsterblich" bzw. „nicht welkend".

Von den etwa 60 Arten wachsen die meisten als „Unkraut", nur wenige werden als Kulturpflanze angebaut. In Deutschland ist als Zierpflanze der Gartenfuchsschwanz bekannt.

Amarant und Quinoa wird heute erfolgreich in Deutschland und Österreich kultiviert.

Amarant gehört zu den ältesten vom Menschen kultivierten Pflanzen. Schon vor Jahrtausenden wurde das Gewächs von den Indios Mittel- und Südamerikas angebaut und war neben Quinoa, Kartoffel und Mais das Hauptnahrungsmittel der Inkas und Azteken. Lange Zeit galt die Pflanze als heilig; Inkas und Atzeken glaubten in ihr die Quelle großer Kraft gefunden zu haben. Durch die spanischen Eroberer wurde der Anbau verboten und die Felder vernichtet, um den Eingeborenenstämmen ihren Zusammenhalt, ihre Religion und ihre Energiequelle zu nehmen.

Heute wird Amarant in vielen Regionen der Erde angebaut, er stellt keine hohen Anforderungen an den Boden und verträgt auch Trockenheit gut. Es gibt Amarant wo nur die Samenkörner, die in oft über 1 Meter langen Blütenständen gebildet werden, genutzt werden, oder rein als Blattgemüse, oder als beides. Beim Dreifarbenamarant können Samen, sowohl Blätter als auch Stängel als Gemüse verwendet werden. Leider sind die empfindlichen zarten Blätter und Sprossen nur sehr kurze Zeit haltbar und werden deshalb sehr selten bei uns angeboten. Die Blätter werden wie Spinat zubereitet oder roh als Salat.

Die eiweißreichen Samen werden wie Getreide verwendet. Die Körner des Amarant entfalten beim Kochen einen typisch nussigen Geruch. Die Körner können auch geschrotet oder gemahlen werden.

QUINOA

Quinoa wird auch Reismelde, Inkakorn, Andenhirse, Inkareis oder Perureis genannt und gehört nicht zur Familie der Gräser, sondern zu den Gänsefußgewächsen; botanisch gesehen ist Quinoa mehr mit Spinat, Mangold und Rote Bete verwandt. Quinoa ist eine einjährige krautige Pflanze, die bis zu 2 Meter hoch werden kann und stammt aus Südamerika wo es seit tausenden Jahren gemeinsam mit Amarant zu den Hauptnahrungsmitteln zählt. Dort waren sie für die Menschen unentbehrlich, da Mais in großen Höhen nicht mehr angebaut werden konnte.

Die Inka schrieben dem Korn magische Kräfte zu und benutzten es zu kultischen Handlungen.

Die mineralstoffreichen Blätter werden als Gemüse oder Salat verzehrt, die senfkorngroßen Samen haben eine getreideähnliche Zusammensetzung. Der Gehalt an Eiweiß und Mineralien übertrifft sogar das gängiger Getreidearten. Mit 13 – 22 % Eiweißanteil gehört sie zu den proteinreichsten Gemüsesorten und enthält alle essentiellen Aminosäuren, große Mengen an Vitaminen, Mineralien und Spurenelemente. Heute wird der Anbau gefördert, da die Pflanzen sehr anspruchslos an Boden und Wasser sind und als ein gesundes alternatives Nahrungsmittel erkannt wurde.

Quinoa wird wie Reis gekocht, jedoch sind die Garzeiten wesentlich kürzer und eignet sich als Beilage, als Zugabe zu Suppen und Eintöpfen. Quinoa bleibt auch gegart bissfest und klebt nicht zusammen und hat einen haselnussartigen Geschmack. Das Quinoamehl eignet sich zur Zubereitung von pikanten und süßen Aufläufen. Quinoa lässt sich zu Flocken und Schrot verarbeiten, die als Zugabe zu Müslis verwendet werden können.

In der Schale des Quinoasamens sind natürliche Bitterstoffe, sogenannte Saponine. Saponine wirken blutverdünnend. Quinoa sollte vor dem Verzehr gründlich gewaschen werden. Im Handel werden zum Teil bitterstoffarme Quinoasorten angeboten. Meist werden die bitterstoffreichen Außenschichten der Samen im Ursprungsland mit mechanischen Methoden entfernt.

BUCHWEIZEN

Buchweizen, auch Heidekorn genannt, gehört zur Familie der Knöterichgewächse, zu denen auch Sauerampfer und Rhabarber gehören. Trotz der Bezeichnung Buchweizen
handelt es sich nicht um Getreide. Der Buchweizen fand im Laufe der Jahrhunderte seinen Weg von der Mongolei zu uns.
Diese uralte Kulturpflanze aus Zentral-Asien gelangte mit den Mongolen im 14. Jahrhundert nach Europa. Buchweizen hat sich über große Teile von Europa verbreitet, ist eine einjährige Pflanze und wird zwischen 15 und 70 cm hoch.
Der Name kommt von der Bucheckern-Form der Samen und von der Nutzung der Samen als Getreide, auch wenn der Buchweizen keine Ähnlichkeit mit Getreide oder Gräsern hat.
Der wichtigste Inhaltsstoff ist das Rutin (Vitamin P), das die Mikrozirkulation in den Blutgefäßen verbessert und sich positiv auf die Gefäßwände auswirkt. Entdeckt wurde diese Eigenschaft erst in den 1970ern. Damit ist der Buchweizen eine der neuesten Heilpflanzen und war Arzneipflanze des Jahres 1999. Tee aus dem Kraut des Buchweizen wurde in der Volksmedizin als sanftes Schlafmittel genutzt.
Für die menschliche Ernährung muss der Buchweizen geschält werden, dabei gehen neben der Schale auch die äußeren Kornschichten verloren. Der geschälte Buchweizen besteht aus ca. 70% Kohlehydraten und 10 % hochwertiges Eiweiß, was ihn sehr nahrhaft macht und enthält lebenswichtige Aminosäuren. Erwähnenswert ist auch der Gehalt an Eisen, Kalium und B-Vitaminen. Der hohe Kieselsäuregehalt stärkt Haut, Haare und Nägel.
Er kann gemahlen und zu Grütze, Mehl und Grieß verarbeitet werden. Der Geschmack erinnert entfernt an Haselnüsse. Buchweizen ist leicht verdaulich und wird wie Reis gekocht, eignet sich als Beilage oder für die Zubereitung von Suppen, Aufläufen, Bratlingen und Breien. Als feines Mehl oder Grieß können Kuchen und Palatschinken gebacken oder Buchweizenteigwaren hergestellt werden.

Der Verzehr von frischen Blättern kann zu einer Sensibilisierung der Haut gegen Sonnenlicht führen, das in der Pflanze enthaltene Fagopyrin, führt zu einer schleichenden Vergiftung, die durch das Sonnenlicht verstärkt wird.

INGWER

Die Heimat der Ingwerpflanze ist nicht sicher bekannt, möglicherweise hat sie ihren Ursprung auf den pazifischen Inseln. Im 9. Jahrhundert wurde die Pflanze im deutschen Sprachraum bekannt. Der Geruch von Ingwer ist angenehm aromatisch,
der Geschmack brennend scharf und würzig. Ingwer passt für Suppen, Geflügel oder Lamm, sowie zu Fisch und Meeresfrüchten. Er dienst als Gewürz oder pur für Curry, Chutneys, Marmeladen und Soßen. Verfeinert Lebkuchen oder Obstsalat. Auch wird er oft in der Getränkemittelindustrie verwendet - Ginger Ale, Ingwerbier, aber auch als Tee oder Zusatz zu Kaffee.
Bedeutend ist Ingwer auch als Heilpflanze.
Der Ingwerwurzelstock enthält einen zähflüssigen Balsam (Oleoresin), der aus ätherischen Ölen und einem Scharfstoffanteil, den Gingerolen und Shoagolen besteht. Zubereitungen aus dem Ingwerwurzelstock wirken antiemetisch (enthält Wirkstoffe, die den Brechreiz mindernd oder verhindern), entzündungshemmend, ist anregend auf die Magensaft-, Speichel- und Gallenbildung. Wird verwendet bei Behandlung gegen Verdauungsbeschwerden, Blähungen und Vorbeugen von Übelkeit und Erbrechen vor allem bei der Reise- und Seekrankheit. Verschiedentlich wird über eine günstige Wirkung bei Magengeschwüren, Kopfschmerzen und rheumatischen Gelenksbeschwerden berichtet.
In heißen Ländern ist Ingwer wegen seiner anregenden Wirkung auf die Schweißbildung beliebt.
Ingwer hat eine blutverdünnende Wirkung (Achtung bei Einnahme von blutverdünnenden
Medikamenten); als Teeabkochung mit wenig Ingwer, wirkt es aufgetupft auf Brand- und Schürfwunden schmerzlindernd und des-

infizierend und fördert auch bei Hautausschlägen und Ekzemen den Heilungsprozess.

Ingwertee ist auch immer wirksam, wenn eine Erkältung im Anmarsch ist, lindert aber auch bereits akute Atemwegserkrankungen. Auch zur Vorbeugung von Thrombose und Schlaganfall ist Tee der ideale Begleiter, und kann das Risiko deutlich mindern. Ingwerwasser kann während des Tages getrunken werden, es unterstützt die Entgiftung und Entschlackung des Körpers, es hilft gegen Erkältungs-krankheiten und kann sich positiv bei Föhnbeschwerden/ Wetterfühligkeit auswirken.

Ingwerwasser kann kalt oder warm getrunken werden
– es können 1 – 2 Liter pro tag getrunken werden.
(1 l Wasser – 4 Scheiben (ca. 5 mm) frischer Ingwer, oder auch fein gerieben, mit kochendem Wasser aufgießen und ca. 10 Min. ziehen lassen).

RAPSÖL (Brassica napus)

Das ausgewogene Fettsäuremuster und die fettlöslichen Vitaminen, wie im Rapsöl enthalten, spielen eine wichtige Rolle in unserer Ernährung. Im Handel ist Feines Rapsöl und Kaltgepresstes Rapsöl erhältlich.

HERSTELLUNG
Rapsöl wird aus den Samen der Rapspflanze gewonnen. Die Samen werden nach dem
Waschen und Zerkleinern erwärmt, um dann in der Schneckenpresse ausgepresst zu werden.
Es wird dann in verschiedenen Verfahren gereinigt, um Geschmacks-, Geruchs- und Farbstoffe zu entfernen. Die Qualität der Inhaltsstoffe wird dabei kaum beeinträchtigt.
Kaltgepresstes Rapsöl wird ausschließlich durch schonendes Pressen gewonnen.

Die Samen werden nicht erwärmt. Dadurch fällt der Ölgewinn geringer aus. Das Öl wird mehrfach gefiltert, im Gegensatz zum Feinen Rapsöl aber nicht weiter aufbereitet. Geruch, Geschmack und Farbe bleiben erhalten.

RAPSÖL IN DER KÜCHE

Rapsöl ist vielseitig verwendbar, jedoch sollte dabei beachtet werden, dass Feines und Kaltgepresstes Rapsöl in unterschiedlichen Bereichen Trumpfen.
In der kalten Küchen, z. B. in Dipps und Marinaden wird besonders gerne kaltgepresstes Rapsöl verwendet, denn das nussige Aroma gibt Salaten eine besondere Note. Für die warme Küche ist es ungeeignet, denn Kaltgepresstes Öl verträgt die Hitze oft nicht und nimmt einen unangenehmen Geschmack an. Feines Rapsöl ist lange haltbar und kann ohne Probleme erhitzt werden. Aufgrund des fehlenden Aromas macht es allerdings in der kalten Küche nicht viel her.

RAPSÖL IN DER ERNÄHRUNG

Das wichtigste Merkmal von Rapsöl ist die für den Menschen optimale Zusammensetzung der Fettsäuren.
Gesättigte Fettsäuren sollten max. 10 % an der Gesamtkalorienaufnahme ausmachen. Mehrfach ungesättigte Fettsäuren sollten 7-10% der Nahrungsenergie liefern und einfach ungesättigte Fettsäuren etwa 10-13%. Mit einem Anteil von nur 6% besitzt Rapsöl den niedrigsten Anteil an gesättigten Fettsäuren im Vergleich zu anderen Fetten. Die Menge der einfach ungesättigten Fettsäuren ist dementsprechend höher. Innerhalb der einfach ungesättigten Fettsäuren ist der Gehalt an Ölsäure sehr hoch. Diese wirkt bei der Stabilisierung bzw. Senkung des Blutfettgehaltes mit. Neben dem ausgewogenen Fettsäuremuster besitzt Rapsöl auch größere Mengen an Vitamin A und E.

LEINÖL

Leinöl wird aus den Samen des Flachses (Linum usitatissimum L.) gewonnen.
Leinöl wird sowohl kalt- als auch warm gepresst und besitzt einen arteigenen, oftmals herben bis nussigen Geschmack und weist eine goldgelbe Farbe auf.

Leinöl weist einen besonders hohen Gehalt an Omega-3-Fettsäure auf und gilt daher als eines der wertvollsten Speiseöle.
Es eignet sich zur Verfeinerung von Suppen, Gemüse, Salaten und für Marinaden, sowie für Müsli, Topfenkäse und Erdäpfelspeisen.

Kaltgepresstes Leinöl ist goldgelb, warm gepresstes Öl gelblich braun. Raffiniertes Leinöl hat eine hell- bis goldgelbe Farbe. Das Öl riecht würzig nach Heu, wird als krautig bis dumpf und leicht röstig beschrieben und kann eine fischige Note aufweisen. Frisch schmeckt das Produkt leicht nussig und heuartig, nach Lagerung wird es bitter und ranzig.

Leinöl in der Ernährung heute:
Leinöl besitzt einen besonders hohen Gehalt an Omega-3-Fettsäuren (ungesättigten Fettsäuren) v.a. Alpha-Linolensäure und gilt daher als eines der wertvollsten Speiseöle. Zudem weist das Leinöl ein optimales Verhältnis zwischen Omega-6-Festtsäuren und Omega-3-Festtsäuren auf.

Leinöl hat einen besonders günstigen Einfluss auf Magen, Darm und Verdauung. Zudem wird dem Leinöl eine cholesterinsenkende und antikanzerogene Wirkung und ein positiver
Einfluss auf chronische Entzündungen nachgesagt.
Der hohe Gehalt an Alpha-Linolensäure unterstützt außerdem das Gewebe von Gehirn, Herz und Netzhaut.

SEITANFILET

Seitan, alternativ: Mianjin, Weizengluten, Weizenfleisch ist ein Produkt aus Weizeneiweiß (Gluten) mit fleischähnlicher Konsistenz. Seitan wurde ursprünglich von chinesischen und japanischen Zen - Buddhisten entwickelt und an Stelle von Hühner- und Schweinefleisch verwendet.

Herstellung und Verwendung Zur Herstellung von Seitan wird zunächst Weizenmehl mit Wasser zu einem Teig verknetet und nach einer Ruhezeit wiederholt unter Kneten unter Wasser ausgewaschen, wodurch dem Teig nach und nach ein Großteil der Stärke entzogen wird und eine zähe, glutenreiche Masse zurückbleibt. Alternativ zu Weizenmehl kann auch Glutenmehl verwendet werden, bei dem bereits Stärke und Gluten voneinander getrennt wurden, so dass das Auswaschen entfällt. Seine fleischartige Konsistenz und seinen Geschmack erhält Seitan durch Kochen oder Dampfgaren der Rohmasse in einer Marinade, die traditionell aus Sojasauce, Algen und Gewürzen besteht. Anschließend wird es in Scheiben oder Stücke geschnitten und kann dann mariniert oder direkt weiterverwendet, so zum Beispiel gebraten, fritiert oder im Ofen gebacken werden. Seitan kann als Ersatz für Fleisch in vielen Fleischgerichten verwendet, eingelegt und auch eingefroren werden.

Nährwerte:
100 Gramm Seitan enthalten im Regelfall 4, selten bis zu 40 Gramm Kohlenhydrate, 25 Gramm Eiweiß und 1 Gramm Fett.

SOJA - TOFU

Soja zählt zu den wichtigsten Lebensmitteln der Welt. Ostasiaten haben in Soja ein äußerst vielseitiges Grundnahrungsmittel gefunden, das sie abwechslungsreich in Suppen,
als Tofu, gekeimt oder als Sojasauce genießen.
Auch in Europa und Nordamerika ist das Interesse an der gesunden Sojaküche groß.

Die Lebensmittelindustrie hat die Vorteile der Sojabohne schon lange entdeckt:
Sojalecithin als Emulgator oder Vitamin E aus Soja als Antioxidationsmittel sind aus der modernen Lebensmittelproduktion nicht mehr wegzudenken.
Ihr Gehalt an vielen unterschiedlichen Vitalstoffen und der hohe Gehalt an wertvollem Eiweiß und Fettsäuren stärkt jeden. Für Veganer, die auf Fleisch, Fisch und Milchprodukte verzichten, bietet sich Soja als idealer Milchersatz an. Denn es enthält wie die Milch Kalzium und hat eine ähnliche Eiweißqualität, die auch gut mit Getreideeiweiß harmonisiert. Für Menschen, die keine Milch vertragen kann Sojamilch eine gute Alternative sein.
Durch die vielen ungesättigten Fettsäuren senken sie den Cholesterinspiegel, tragen dazu bei, dass Arterien sich nicht verengen, und beugen Herzinfarkt, Schlaganfall und Thrombosen vor, allerdings gehört Soja zu den fettreichen Lebensmitteln.
Die vielen Vitamine sind auch eine Wohltat für die Nerven, sie sorgen dafür, dass die Nervenimpulse problemlos weitergeleitet werden. Der Körper bildet mit dem in Soja reichlich vorhandenen Lecithin um die Nervenfasern herum eine Isolierschicht, das Myelin. Bei Stress leidet auch der Körper, denn er verliert dabei reichlich Magnesium. Soja gleicht das Defizit aus. Außerdem hilft der Eisen- und Zinkgehalt von Soja das angeschlagene Immunsystem bei Stressattacken aufzubauen.
Die Sojabohne wurde vor rund 5000 Jahren in China kultiviert und galt dort als eines fünf heiligen Körner – neben Reis, Weizen, Gerste und Hirse. Die Verbreitung über China und Japan hinaus fand erst sehr spät statt. Für Europa entdeckt wurde die Pflanze von Engelbert Kaempfer, der sie nach seiner Japan- Reise 1691/ 92 erstmals beschrieb.
Von 1737 gibt es erste Belege, dass die Sojabohne in Holland in botanischen Gärten gezogen wurde, 1739 auch in Frankreich. Ab 1840 gab es erste Anfänge, die Sojabohne als Ackerfrucht anzubauen. Der Durchbruch gelang Friedrich Haberlandt 1873 auf

der Weltausstellung in Wien. In den USA wurde sie ab Beginn des 20. Jahrhunderts großflächig angebaut. In Europa wurde und wird sie hauptsächlich in Mittel- und Südosteuropa angebaut.

TOFU
Über die genauen historischen Ursprünge von Tofu und seinem Herstellungsverfahren ist nur sehr wenig bekannt, während es viele Theorien zur Herkunft des Tofu gibt, sind die historischen Informationen noch so unzureichend, dass die meisten Theorien entweder als Spekulation oder als Legenden eingestuft werden müssen.
Wie auch bei den Ursprüngen von Käse und Butter, dürfte wohl auch die genaue Herkunft des Tofu niemals bekannt oder bewiesen werden.
Soweit nachvollziehbar, ist die Herstellung von Tofu seit dem Altertum bekannt.
Tofu wurde erstmals im 2 Jahrhundert v. Chr. im Kaiserreich China hergestellt und hat sich im 8. Jahrhundert über Korea und ganz Asien verbreitet und gehört zu den Grundnahrungsmitteln.
Die Ausbreitung fiel mit der des Buddhismus zusammen, da Tofu eine wichtige Proteinquelle für die Anhänger der von dieser Religion befürworteten vegetarischen Lebensweise darstellt.
Tofu war bis zur Mitte des 20. Jahrhunderts der westlichen Welt größtenteils unbekannt. Allerdings haben der zunehmende Austausch der Kulturen und die Verbreitung des Vegetarismus dazu geführt, dass er auch dort immer bekannter wurde. Tofu wird durch die Gerinnung der Eiweißbestandteile von Sojamilch hergestellt, entweder mit Hilfe von Nigari (Magnesiumchlorid),i Zitronensäure oder Calciumsulfat. Diese werden anschließend durch Erhitzen und Abschöpfen oder Filtrieren abgetrennt. Mitunter wird der Tofu auch gepresst um ihm Flüssigkeit zu entziehen.
Das Ausflocken des Proteins und des als Emulgator vorliegenden Öls aus der gekochten Sojamilch ist der wichtigste Schritt bei der

Herstellung.
Je nach Herstellungsart und Konsistenz unterscheidet man verschiedene Arten von Tofu.
So wird der so genannte Seidentofu, der besonders zart in seiner Konsistenz ist, für Süßspeisen verwendet, während der so genannte Schwamm - Tofu meist gefüllt und frittiert wird.
Beliebt ist auch der geräucherte Tofu.
In Südostasien gibt es eine sehr große Menge Tofu – Spezialitäten, die hierzulande nicht erhältlich sind, so beispielsweise Blut- und Schimmel – Tofu.
Der Tofu hat von Natur aus nur wenig Geschmack und Geruch. Als solcher kann Tofu entweder auf pikante oder auf süße Weise präpariert werden, wobei er als Träger der Aromen der anderen Zutaten dient.

BITTERSTOFFE UNTERSTÜTZEN DIE VERDAUUNG

Bitterstoffe sorgen bereits im Mund für eine bessere Verdauung, indem sie unter anderem den Speichelfluss fördern. Mit der Aufnahme von Bitterstoffen ziehen sich die Schleimhäute im Mundbereich zusammen und dehnen sich wieder aus.
Dieser Vorgang trägt zum Ausscheiden von Giften, Bakterien und Viren im Mund- und Rachenraum bei. Der bittere Geschmack regt die Produktion des Magensaftes an.
Bitterstoffe.....
… stärken das Abwehrsystem des Körpers
… regen Galle und Bauchspeicheldrüse und somit die Fettverdauung an
… verringern Heißhunger auf Süßes
… unterstützen den Organismus, die Nahrung optimal zu verwerten
… helfen bei Appetitlosigkeit, Völlegefühl, Sodbrennen und Übelkeit

Wo sind Bitterstoffe enthalten?
Chicoree, Radicchio, Rucola, Endivie, Löwenzahn, Grapefruit, Artischocken, Ingwer, Hopfen, Schwarzwurzeln, viele Kräuter........
Volksmund: „ Was bitter im Mund, ist dem Magen gesund."
Süße und bitterfreie Gerichte machen Lust auf immer mehr.

WIE ERKENN ICH LEBENSMITTELIMITATE

Aus einem Interview mit Frau Mag. Kirchmaier, Radio Tirol:
Ob echt oder nicht echt, Kunstkäse oder Schummelschinken, ist für den Verbraucher oft gar nicht leicht zu erkennen. Hinter vermeintlich natürlichen Produkten, stecken oftmals eine Vielzahl an chemischen Zusatzstoffen und manchmal sogar nichts Natürliches. Auch diverse Listen über Lebensmittelimitate sind meist wenig hilfreich, da gerade beim Einkauf diese so gar nicht in den Einkaufskorb passt. Wie man am besten Lebensmittelimitate schon beim Einkauf erkennt, dazu gibt die Ernährungsexpertin Mag. Angelika Kirchmaier einige Tipps.
„Am besten Sie werfen einen Blick auf die Zutatenliste. Je KÜRZER die Zutatenliste und je
weniger Zusatzstoffe (E-Nummern), um so größer ist die Wahrscheinlichkeit, dass es sich um ein natürliches Lebensmittel handelt. Warum? Natürliche Lebensmittel setzten sich aus ein paar WENIGEN Zutaten zusammen. Z.B. Hart- und Schnittkäse aus Milch, Salz und Lab, Garnelen sind Garnelen und Schinken aus mindestens 90% Fleisch.
Packungsaufschriften wie z. B. „Surimi" bei Garnelen, „Wasabi-Geschmack" bei Wasabi,
„zusammengefügt" bei Fleisch und Fisch, „Pizza-Mix", „Zubereitung mit Käse", „Geriebener Pizzabelag", „Käse mit Pflanzenfettbasis", „Lebensmittelzubereitung", „Gastromix",
„Bäckermix" bei Käse und „mit erhöhtem Wassergehalt", „Spalla Cotta", „Pizza-Block", „Gastro - Block" und „Schulterblock" bei Schinken sind nur einige Beispiele für eindeutige Kennzeichen von

künstlich hergestellten Lebensmitteln, die in dieser Form in der Natur nicht vorkommen."

„Ein Tipp, den alle wissen: Gehen sie ohne Hunger einkaufen, dann könne sie am besten den Verlockungen widerstehen und neigen auch weniger zum Kauf von fast food und schnellen Snacks...."
Oftmals gefälschte Produkte:
Schinken, sowohl im Ganzen als auch in Fertiggerichten wie z.B. Pizza oder Cordon bleu.
Käse, als geriebener Käse oder in Fertiggerichten, wie z.B. Pizza; Burger, Cordon bleu und
Lasagne. Garnelen, genannt Surimi, z.B. in Meeresfrüchtesalaten und auf Pizze. Wasabipaste, Wasabierdnüsse, Pesto, Paniertes, z.B. panierte Hühnerschnitzel oder Sticks.
Eis, bestehend aus Pflanzenfettbasis.
Fruchtsaftlimomonaden, die keine Früchte, sondern nur Aromen enthalten.
Kaffeepulver, angeboten als Kaffeeweißer.
Honig, angeboten als Kunsthonig.
Und was wir schon vergessen haben, auch Margarine gehört eigentlich zu den Kunstlebensmitteln.
Frische Lebensmittel bevorzugen — je frischer desto höher der Vitamingehalt und desto geringer die Wahrscheinlichkeit, dass es sich um ein Imitat handelt.
Saisonale Lebensmittel auswählen — saisonale Lebensmittel können an der Pflanze ausreifen und stehen damit im vollen Vitaminsaft....
Achten auf heimische Ware. Weit gereiste Ware muß meist unreif geerntet werden und kann daher nicht den vollen Vitamingehalt entwickeln....zudem wiegt bei weit gereisten Produkten der ökologische Rucksack besonders schwer.
Hilfreich können heimische Gütesiegel sein.
Tipp für alle die Convience - Gerichte lieben: Einen Blick auf die Zutatenliste werfen — ein hochwertiges Convenienceprodukt kommt ohne Zusatzstoffe aus......

SPROSSEN SIND GEBALLTE ENGERGIE

In der fettarmen und abwechslungsreichen asiatischen Küche nutzt man die positiven Eigenschaften von Keimlingen und Sprossen schon lange. Auch hierzulande entwickelt sich in den letzten Jahren ein Trend, der von diesem Wissen profitiert.

Die Vorteile von Sprossen und Keimlingen liegen auf der Hand: sie enthalten alle lebenswichtigen Nährstoffe, vor allem leicht verdauliches Eiweiß, Fette und Kohlenhydrate. Zusätzlich sind sie gespickt mit Vitaminen, vor allem Vitamin C, aber auch die Versorgung mit B- und E-Vitaminen kommt nicht zu kurz.

Außerdem befördern sie den Mineralstoffhaushalt, vor allem mit Eisen, Kalzium, Kalium und Magnesium und die Aufnahme von lebenswichtigen Enzymen und Spurenelementen. Zusammen mit der leichten Verdaulichkeit also eine ideales Nahrungsergänzungsmittel.

Das Bild einer faden gesunden Ernährung muss aber in Zusammenhang mit Sprossen und Keimlingen revidiert werden, denn die Anwendungsmöglichkeiten sind ausgesprochen vielfältig. Sie können sowohl als Salate angerichtet werden oder diese Verzieren, als auch zum Aufpeppen belegter Brote. Warm eignen sie sich zum Würzen von Suppen, Aufläufen und Gemüsegerichten oder lassen sich in der Pfanne mit Salz, Öl und Knoblauch anbraten. Genauso einfach wie die Zubereitung ist die Herstellung von Keimen und Sprossen in der heimischen Küche. Dazu genügt ein Einmachglas, das mit dünnem Stoff ausgelegt wird, im Handel gibt es auch fertige Keimtöpfe. Die Samen werden in das Glas gefüllt, in Wasser eingeweicht, abgegossen und täglich gespült.

Zum Selbstanbau eignen sich alle Samen von Pflanzen, deren Bestandteile auch essbar sind, z.B. Getreide wie Hafer, Roggen Weizen, Hülsenfrüchte wie Erbsen, Linsen und Sojabohnen. Beliebt sind auch die Sprossen von Alfalfa-, Bockshorn-, Radieschen- und Kressesamen. (Vorsicht: Kartoffel-, Tomaten- und Samen von Gartenbohnen sind giftig.) Chemisch vorbehandelte Samen dürfen nicht verwendet werden.

VITAMINVERLUST BEIM LAGERN

Bei frischem Obst und Gemüse muss auf die richtige Lagerung geachtet werden, damit der Nährstoffverlust nicht zu groß ist.
So beträgt der Vitamin-C-Gehalt von frisch geernteten Bohnen bei Lagerung im Kühlschrank nach 4 Tagen nur mehr die Hälfte des Anfangsnährstoffgehaltes. Tiefgekühlte Bohnen beinhalten nach 4 Monate Lagerung noch 80% der Nährstoffe.
Vitaminverlust ist leider aufgrund ihrer Empfindlichkeit gegenüber Licht, Wärme, Luft und Feuchtigkeit unumgänglich. Am besten ist es, frisch geerntetes, gekauftes Gemüse oder Obst sofort zu essen bzw. zu verarbeiten.
Beim Einkauf von Tiefkühlgemüse und Obst sollte man darauf achten, dass die Tiefkühlkette nicht unterbrochen wird.
Tiefkühlgemüse und Obst sollte aber immer nur als Ergänzung zum frischen Obst und Gemüse sein und nicht als vollkommener Nahrungsersatz betrachtet werden.
Am besten ist es eine Kombination aus saisonal verfügbaren Obst und Gemüse und einer abwechslungsreichen Tiefkühlvielfalt in den täglichen Speiseplan aufzunehmen.
Karotten, Weiß- und Rotkohl können ohne größere Vitaminverluste mehrere Wochen gelagert werden (kühl und trocken).
Eine Besonderheit liefern dazu auch Kohlgemüse und Sauerkraut, Vitamin C wird in diesem Gemüse erst beim Kochen freigesetzt.

Optimale Kühltemperatur für Lagerung für Obst und Gemüse:
Gemüse:
1 – 2 Grad:
Artischocken, Karfiol, Brokkoli, Fenchel, Karotten, Kohlrabi, Lauch, Radieschen, Spinat, Salat
2 – 4 Grad:
Chinakohl, Feldsalat, Radicchio, Spargel
4 – 7 Grad:
Grüne Bohnen, Zwiebel

7 – 10 Grad:
  Melanzani, Gurken, Kartoffeln, Knoblauch, Paprika, Tomaten, Zucchini
Obst:
1 - 3 Grad:
Marillen, Birnen, Heidelbeeren, Himbeeren, Kirschen, Kiwis, Nektarinen,
Pfirsiche, Pflaumen, Stachelbeeren, Zwetschken
3 - 7 Grad:
Äpfel, Orangen, Avocados, Clementinen, Erdbeeren, Mandarinen
7 - 12 Grad:
Ananas, Grapefruits, Mangos, Melone, Papaya, Zitronensäure
12–15 Grad:
Bananen

Früchte sind stets getrennt von Gemüse und Kartoffeln zu lagern. Bananen nicht zusammen mit Äpfel lagern.

„GUTE" UND „BÖSE" KOHLENHYDRATE

Kohlenhydrate verstecken sich in unseren Lebensmitteln. Bei jeder Mahlzeit nehmen wir diese in uns auf. Gut so, denn die KOHLENHYDRATE SIND RICHTIGE ENERGIE- SPENDER und machen von der Menge her den größten Anteil in unserem Essen aus.
Damit ist die Funktion der Kohlenhydrate ganz einfach erklärt. Sie geben dem Körper die notwendige Energie, die er jeden Tag aufs neue braucht.
ACHTUNG VOR BÖSEN KOHLENHYDRATEN
Kohlenhydrat ist nicht gleich Kohlenhydrat. Auch Zucker in jeder Form gehört zu den Kohlenhydraten, doch diese sind besonders heimtückisch. Unser Körper reagiert auf Lebensmittel, die größere Mengen böse Kohlenhydrate enthalten, mit einem äußerst raschen

Anstieg des Blutzuckerspiegels, doch danach sinkt dieser in kürzester Zeit wieder ab. Die Folge davon ist eine kurze Leistungssteigerung, aber verbunden mit einem deftigen Leistungsabfall.

Kohlenhydrate in Form von Zucker sind möglichst zu meiden – das ist nicht einfach, weil diese in vielen Produkten versteckt sind und nicht immer auf den ersten Blick erkennbar sind.

KOHLENHYDRATE – POSITIVE ENERGIE

Trotzdem ist es wichtig dem Körper genügend Kohlenhydrate zuzuführen – der Körper braucht ständig Energie. Zu den guten Kohlenhydraten gehören unterschiedlichste Vollkorngetreideprodukte, Reis, Hülsenfrüchte, Kartoffel und Gemüse. Diese ballaststoffreichen Lebensmittel bringen nicht nur Energie, sondern sie fördern auch die Verdauung. Großer Vorteil dieser Produkte ist auch der, dass die Bauchspeicheldrüse nur wenig belastet wird – ein willkommener positiver Effekt. Denn die Bauchspeicheldrüse ist oft durch fehlerhafte, fette und fleischlastige Ernährung überstrapaziert.

Doch auch die guten Kohlenhydrate können zu Übergewicht führen. Das passiert dann, wenn dem Körper mehr Kohlenhydrate zugeführt werden, als er benötigt. Die Portionen sollten dem Körpergewicht und der Tätigkeit angepasst sein.

DAS KOCHEN VON GANZEM GETREIDE

100 g Weizen auf 200 ml kaltes Wasser
Weizen im Sieb kalt abspülen. Körner in einen Topf schütten, kaltes Wasser zugießen und 6-10 Stunden einweichen.
40-50 Minuten bei schwacher Hitze kochen und auf ausgeschalteter Kochplatte ca. 30 Min nachquellen lassen.
! Ganze Gewürzkörner mitkochen.
! Getrocknete Gewürze, frische Kräuter, Butter, Sahne (Obers) oder Honig erst nach Ausquellen dazu geben.
! Salz (od. gekörnte Gemüsebrühe) erst nach dem Kochen hinzu fügen, weil sich sonst die Garzeit verlängert.

Einweichen:
Ganze Getreidekörner (außer Hirse und Buchweizen) vor dem Kochen einweichen! Der menschl. Organismus kann sie besser aufschließen. Zudem wird die Garzeit verkürzt, Viatmine geschont.

100 g Roggen - 200 ml Wasser;
Einweichzeit: 6-10 Stunden;
Garzeit: 50-60 Minuten;
Nachquellzeit: 30 Minuten.

100 g Nacktgerste - 200 ml Wasser;
Einweichzeit: 6-10 Stunden;
Garzeit: 40-60 Minuten;
Nachquellzeit: 20 Minuten.

100 g Naturreis - 200-250 ml Wasser;
Einweichzeit: 6-10 Stunden;
Garzeit: 20 Minuten;
Nachquellzeit: 10 Minuten;

Ohne Einweichen:
Garzeit: 40-45 Minuten;
Nachquellzeit: 10 Minuten.

100 g Grünkern - 160 ml Wasser;
Einweichzeit: 6-10
Stunden; Garzeit: 10 Minuten;
Nachquellzeit: 10-20 Minuten.

100 g Dinkel - 200 ml Wasser;
Einweichzeit: 6-10 Stunden;
Garzeit: 1 Minute;
Nachquellzeit: 10-20 Minuten;
Ohne Einweichen: Garzeit: 10 Minuten;

Nachquellzeit: 10-20 Minuten.

100 g Nackthafer - 150 ml Wasser;
Einweichzeit: 6-10 Stunden;
Garzeit: 1 Minute;
Nachquellzeit: 10 Minuten;
Ohne Einweichen:
Garzeit: 10-20 Minuten;
Nachquellzeit: 20 Minuten.

100 g Hirse - 200-250 ml Wasser;
Garzeit: 5 Minuten;
Nachquellzeit: 15-20 Minuten.
Wichtig: Hirse vor dem Kochen heiß abspülen, dann in das kochende Wasser geben, so bleibt es körniger.

100 g Buchweizen - 200 ml Wasser;
Garzeit: 2-5 Minuten;
Nachquellzeit: 10-15 Minuten.
Wichtig: Buchweizen vor dem Kochen heiß abspülen, dann in das kochende Wasser schütten.

100 g Maisgrieß - 300-350 ml Wasser;
Garzeit: 2-5 Minuten;
Nachquellzeit: 10-15 Minuten.

LAKTOSEINTOLERANZ
Milchzuckerunverträglichkeit

Die Mehrzahl der Weltbevölkerung kann Milchzucker nach dem Säuglingsalter nicht mehr vollständig verwerten. In asiatischen Ländern fehlt fast allen Menschen das Enzym zur Spaltung des Milchzuckers. Daher findet man in diesen Regionen kaum Milch- oder Käseprodukte. In Mitteleuropa leiden schätzungsweise 15 – 20 Prozent der Bevölkerung an Laktoseintoleranz, wobei Frauen und Männer zu gleichen Teilen betroffen sind. Etwa 75 Prozent der erwachsenen Weltbevölkerung verträgt keinen Milchzucker. Viele Menschen wissen gar nicht, dass sie an dieser Nahrungsmittelunverträglichkeit leiden, da die Symptome sehr unspezifisch und vielseitig sind. Laktoseintoleranz ist eine Nahrungsmittelunverträglichkeit und nicht zu verwechseln mit einer Kuhmilchallergie, deren Auslöser spezifische Eiweiße der Kuhmilch sind. Laktoseintoleranz wird auch als Milchzuckerunverträglichkeit bezeichnet und Betroffene können Laktose – Milchzucker – nicht oder nur in geringen Mengen verdauen.
Milchzucker hat etwa ein Fünftel der Süßkraft von Haushaltszucker.

LAKTOSE
Das Wort Laktose setzt sich aus dem lateinischen Wort für Milch – lac - und der chemischen Endsilbe für Zucker – ose – zusammen. Dieses Kohlenhydrat gehört zu den Zweifachzuckern. Die Lactose kann als Zweifachzucker nicht im Dünndarm resorbiert werden. Mit Hilfe des Enzyms Laktase wird es im Dünndarm in die beiden Einfachzucker, Traubenzucker (Glukose) und Schleimzucker (Galaktose), aufgespalten. Beide können die Darmwand passieren und in den Blutkreislauf gelangen.
Bei Laktoseintoleranz funktioniert die Aufspaltung nicht mehr auf Grund des Mangels an Laktase, das sich in der Dünndarmschleimhaut befindet und für diese Spaltung zuständig ist. Durch die verringerte Fähigkeit zur Spaltung des Zuckers bleibt

der Milchzucker im Darm, bindet Wasser, und es kommt zu Durchfall. Dadurch das zusätzlich Darmbakterien den ungespaltenen Zucker verwenden, entstehen Darmgase — Blähungen. Laktose ist nicht nur in Milch, sondern auch in den daraus hergestellten Produkten enthalten. Sauermilchprodukte enthalten weniger Laktose als Milch und im Käse ist der Laktosegehalt vom Reifegrad abhängig: je länger der Käse gereift ist, desto weniger Laktose enthält er.

Auch die Lebensmittelindustrie macht sich die Eigenschaften von Laktose — als Weichmacher, Bindemittel oder Trägersubstanz für Aromen — zu nutze und deshalb finden wir Laktose in vielen Lebensmitteln und auch in Arzneimitteln (z. B. In Fleisch- und Wurstwaren, Fertiggerichte, Instanterzeugnisse, Fertigsaucen, Süßwaren, Gewürzmischungen, Süßstofftabletten, Aromen, Bindemittel, Verdickungsmittel).

Das Enzym Lactase verringert sich im Laufe des Lebens, die Ursachen dafür sind unklar

Bei Säuglingen wird Laktase in der Regel ausreichend produziert, um zu gewährleisten, dass die für den Entwicklungsprozess wichtige Muttermilch gut vertragen wird. Nach der Entwöhnung verringert sich allerdings die Produktion des Enzyms je nach Weltregion unterschiedlich.

FORMEN DER LAKTOSEINTOLERANZ
PRIMÄRER LAKTASEMANGEL

Wird auch genetischer oder angeborener Laktasemangel genannt - der sich meistens erst im Erwachsenenalter zeigt — wird vererbt.

SEKUNDÄRER LAKTASEMANGEL

Diese Laktoseintoleranz ist nicht genetisch bedingt, sondern wird durch andere Erkrankungen hervorgerufen, wie zum Beispiel der Glutenunverträglichkeit — Zöliakie oder Morbus Crohn. Durch die Entzündung des Dünndarms und die Zerstörung der Schleimhautzellen kommt es zu einer verminderten

Laktaseproduktion. Aber meist ist nach einer erfolgreichen Behandlung der Erkrankung die Darmschleimhaut wieder in der Lage genügend Laktase zu produzieren.

KONGENIALER LAKTASEMANGEL - ALAKTASIE

Völliges Fehlen von Laktase schon bei der Geburt. Alaktasie ist selten, äußert sich in schweren Durchfällen, Austrocknung und Unterernährung und muss unbedingt behandelt werden, um Hirnschädigungen durch Mangelernährung zu verhindern. Säuglinge die darunter leiden müssen mit laktosefreier Säuglingsmilch ernährt werden. Da es auch sein kann, dass der Darm bei der Geburt noch nicht voll entwickelt war, besteht die Hoffnung, dass sich die Laktaseproduktion mit der Zeit steigert.

Symptome:
Verdauungsbeschwerden, Bauchschmerzen, Völlegefühl nach dem Essen, Blähungen, Blähbauch, Bauchgeräusche, Durchfall, Luftaufstoßen.

weiters können auch auftreten:
chronische Müdigkeit, Niedergeschlagenheit, Erschöpfungszustand, Gliederschmerzen, Schlafstörungen, um einige anzuführen.

Diagnose
H2 (WASSERSTOFF) – ATEMTEST
LAKTOSE BELASTUNGSTEST
DÜNNDARMBIOPSIE
LAKTOSEINTOLERANZ – GENTEST

Allgemein:
Bei Laktoseintoleranz ist eine sinnvoll zusammengesetzte, gesunde Ernährung eine wichtige Voraussetzung, gesund und leistungsfähig zu sein, sich wohl zu fühlen und genügend Abwehrkräfte gegenüber Krankheiten zu entwickeln. Die Ernährung sollte möglichst vielfältig sein, damit der Körper alle notwendigen Nährstoffe in ausreichender Menge bekommt.

GLUTENVERTRÄGLICHKEIT

Was ist Gluten ?
(Gluten – vom lateinischen gluten = „Leim")
Die einheimischen Getreidesorten wie Weizen (einschließlich Dinkel, Grünkern, Kamut und Einkorn), Roggen, Gerste, Hafer enhalten unterschiedliche Mengen an Klebeeiweiß (Gluten), die wichtig für die Backeigenschaft ist.
Besondersviel Gluten ist im Weizen enthalten. Weizenmehl spielt deshalb auch bei herkömmlichen Backwaren die Hauptrolle.
Für das Getreidekorn ist das Gluten ein Speicherprotein, das im Laufe des Keimprozesses dem Keimling Nährstoffe bereitstellt.
Definition:
Hier handelt es sich um eine chronische Erkrankung der Dünndarmschleimhaut , die durch eine lebenslange
Unverträglichkeit gegenüber den Bestandteilen der Gluten verursacht wird.
Bedingte Schädigung der Dünndarmzotten durch Glutenunverträglichkeit, Zöliakie im Kindesalter, Sprüe im erwachsenen Alter.
Ursache:
Die Dünndarmzotten sind abgeflacht, es kommt zu einer Einschränkung der Nahrungsstoffaufnahme.
Die genauen Ursachen, die zu einer Unverträglichkeit gegenüber Gluten führen können, ist bisher nicht vollständig geklärt. Wahrschinlich löst aber eine Kombination aus genetischer Veranlagung und äußeren Umwelteinflüssen sie aus. Neuesten Erkenntnissen zufolge ist die Darmwand bei Glutenunverträglichkeit für teilweise verdaute Glutenmoleküle durchlässig, die so in den Körper gelangen und dort eine Überreaktion des Immunsystems hervorrufen.
Häufigkeit
Sie liegt bei etwa 1:1200. Nur bei 10 bis 20% der Betroffenen liegt das Vollbild der Gluten-unverträglichkeit vor. 80-90 % haben untypische oder keine Symptome.

Der Ausbruch der Erkrankung ist in jedem Lebensalter möglich. Es gibt zwei Häufigkeitsgipfel: Der erste liegt zwischen dem 1. und dem 8. Lebensjahr, der zweite zwischen dem 20. und 50. Lebensjahr. Es ist eine Auto- immunerkrankung.unverträglichkeit vor. 80-90 % haben untypische oder keine Symptome. Der Ausbruch der Erkrankung ist in jedem Lebensalter möglich. Es gibt zwei Häufigkeitsgipfel: Der erste liegt zwischen dem 1. und dem 8. Lebensjahr, der zweite zwischen dem 20. und 50. Lebensjahr. Es ist eine Autoimmunerkrankung.

Symptome:

Wenn dem Körper Gluten zugeführt wird kommt es zu einer Fehlreaktion des Immunsystems gegen körpereigenes Gewebe. Daher spricht man auch von einer Autoimmunerkrankung. Es wird dabei körpereigenes Gewebe angegriffen und hierdurch kommt es zur typischen Schädigung der Dünndarmschleimhaut

Betroffene leiden in der Folge an Verdauungsstörungen mit unterschiedlichen Beschwerden wie Durchfällen, Erbrechen, Bauchschmerzen, Appetitlosigkeit, fehlender Gewichtszunahme, Gewichtsverlust, gestörtem Längenwachstum, Müdigkeit, Leistungsseinbusse oder Konzentrationsschwäche. Eine bestimmte Hauterkrankung, die Dermatitis herpetiformis Duhring, ist ausserdem möglich.

Diagnose:

Blutuntersuchung, Biopsie aus dem Dünndarm, Stuhlfettbestimmung. Seitdem die Untersuchung von zöliakiespezifischen Antikörpern im Blut in die Diagnostik eingeführt wurde, hat sich die Erkennung des Krankheitsbildes grundsätzlich gewandelt.

Begleiterkrankungen:

Verstopfung (Opstipastion), die Getreideträger fallen weg, die Aufnahme der Ballaststoffe ist vermindert.
Milchzuckerunverträglichkeit (Laktoseintoleranz)
Mangelerscheinungen an verschiedenen Nährstoffen
Fettstuhl (Steatorrhoe)

Behandlung:
Eine Umstellung der Nahrung mit völligem Verzicht auf Glutenhaltige Lebensmittel. Die Unverträglichkeit bleibt lebenslang bestehen.
Die einzige gesicherte Möglichkeit, die Krankheit zu behandeln, ist eine lebenslange glutenfreie Diät, wodurch sich die Darmschleimhaut wieder erholt und auch die Risiken der Langzeitfolgen sinken. Mineralstoff- oder Multivitaminpräparate gleichen Nährstoff- defizite aus (durch die Dünndarmschädigung von Gluten kommt es leicht zu Mangelerscheinungen an wichtigen Nährstoffen.

KÜRBIS - die grösste Beere der Welt

Gelb, orange und rot leuchten sie in allen möglichen Formen und Farben, rund 800 verschiedene Kürbissorten gibt es weltweit.
Lange Zeit war der Kürbis in schlechter Erinnerung als billiger Fleischersatz in Notzeiten oder süss-sauer eingelegt als Vorrat für den Winter. Der Kürbis hat eine über 10.000 Jahre alte Geschichte und kommt urprünglich aus Mittel- und Südamerika.
Bei den amerikanischen Ureinwohnern galt der Kürbis nicht nur als Nahrungsquelle. Seine Schalen dienten auch als Trink-, Schöpf- oder Aufbewahrungsgefässe. Erst mit den spanischen Eroberern kam dann der saftige, wohlschmeckende Speisekürbis in unsere Region. Durch den amerikanischen Brauch, am letzten Tag im OktoberHalloween zu feiern, erobert sich die grösste Beere der Welt einen festen Platz in unserer Küche. Der Ursprung von Halloween liegt aber nicht in Amerika, sondern in einem alten Herbstfest der keltischen Druiden, dem All Hallows Evening. Am 31. Oktober verabschiedeten sie den Sommer und begannen ein neues keltisches Jahr. Sie dankten dem Sonnengott für die Ernte und wollten die bösen Geister mit großen, von ihren Druiden entzündeten Feuern vertreiben.

Heute sind über 800 verschiedene Kürbissorten weltweit bekannt. Ob vom kleinen bunten Zierkürbis bis zu zentnerschweren Riesenkürbissen, eines haben sie alle gemeinsam: Sie alle sind Früchte von am Boden rankenden Gemüsepflanzen und gedeihen am besten bei voller Sonne. Die unterschiedlichen Sorten reifen zu verschiedenen Jahreszeiten. So erhält man den Sommerkürbis ab Juli, frühe Sorten von Winterkürbissen reifen bereits Anfang August bis September und späte Winterkürbissorten erntet man Mitte Oktober bis Dezember. Kürbispflanzen sind echte Rekordhalter, denn sie entwickeln die grössten Früchte der Erde. So reicht die Fruchtgrösse, je nach Sorte und Kultur, von kaum tennisballgroß bis hin zu Riesenfrüchten von über einem Meter Durchmesser und einem beachtlichen Gewicht von über hundert Kilo.

Das Kürbisfleisch besteht zu 93 % aus Wasser und hat sehr wenig Kalorien. Es liefert dafür aber verschiedene wertvolle Vitamine wie C, E, Beta-Carotin (Vorstufe von Vitamin A). Letzteres hilft als sogenanntes Antioxidant die Alterung der Körperzelle hinauszuzögern, stärkt das Immunsystem und hat zudem einen positiven Effekt auf das Herz-Kreislaufsystem. Weiter enthält der Kürbis Nahrungsfasern, welche sich als unverdauliche Inhaltsstoffe positiv auf die Verdauung auswirken und ein gutes Sättigungsgefühl bewirken.
Auch wichtige Mineralstoffe wie beispielsweise Kalium, Kalzium und Phosphor sind im Kürbisfleisch enthalten. Dies Kieselsäure des Fruchtfleisches hat eine fördernde Wirkung auf Bindegewebe, Haut und Nägel.
Kürbiskerne können zum Verfeinern von Salaten oder Brot eingesetzt oder einfach roh geknabbert werden. Sie enthalten reichlich Phytosterine, die sich positiv auf den Cholesterinspiegel auswirken, sowie zur Verminderung von Harn-und Prostataleiden beitragen Können

CURRY

Entgegen eine weit verbreiteten Meinung ist Curry kein eigenständiges Gewürz, sondern eine Mischung auf der Grundlage von Kurkuma, woher der typische Geschmack und die charakteristische Farbe rühren.
Den Begriff haben die Engländer einst aus Indien mitgebracht, wo er allerdings etwas anderes bedeutet, d.h. für diverse Gerichte verwendet wird.
Die dem Kurkuma beigegebenen Gewürze bestimmen nun die Art des Curry, sei es mild oder süßlich, pikant oder scharf. Ingwer, Muskat oder Kümmel finden dabei genauso Verwendung wie Chili und Paprika und eine große Anzahl anderer, geeigneter Gewürze. Diese beeinflussen neben dem Geschmack natürlich auch die Farbe des Curry, womit der Experte oft schon anhand der Färbung erkennen kann, ob er es eher mit mildem oder scharfem Curry zu tun hat.
Currypasten stammen ursprünglich aus der thailändischen Küche. Sie werden aus verschiedenen Gewürzen und Kräutern hergestellt und geben den unterschiedlichsten Gerichten Schärfe und einen besonderen Geschmack. Auch in Indien, Vietnam, Indonesien und einigen anderen Ländern kommen teilweise Currypasten zum Einsatz. Die Rezepturen unterscheiden sich allerdings von Land zu Land und von Region zu Region. Das macht sich auch bei einem Besuch im Asia-Supermarkt bemerkbar. Die Auswahl an Currypasten ist groß und da kann es schon einmal schwer fallen, die richtige zu finden. Die Entscheidung ist allerdings nicht unerheblich, denn die Currypasten unterscheiden sich nicht nur in ihrer Farbgebung, sondern auch maßgeblich im Schärfegrad.

SAFRAN

Safran ist nicht nur das teuerste Gewürz der Welt, er kann wesentlich mehr, als den meisten Menschen in unserer Zeit bekannt ist. Safran wurde früher in erster Linie als Medizin verwendet, nicht bloß zum Würzen exklusiver Speisen.

Der wissenschaftliche Name ist CROCUS SATIVUS und er gehört zur Familie der Schwertliliengewächse. Der Krokus ist eine triploide Mutante des in Kreta beheimateten Crocus cartwrighttianus und sie ist wegen des dreifachen Chromosomensatzes unfruchtbar und kann nur vegetativ durch Knollenteilung vermehrt werden.
Jede Blüte enthält einen sich in drei Narben verzweigenden Griffel. Nur diese süß-aromatisch duftenden Stempelfäden werden getrocknet als Gewürz verwendet.
Um ein Kilogramm von ihnen zu gewinnen, benötigt man etwa 80.000 bis 150.000 Blüten aus einer Anbaufläche von ca. 1000-2000 Quadratmetern; die Ernte ist reine Handarbeit und ein Pflücker schafft ca. 60 bis 80 Gramm am Tag; wobei Safran nur einmal pro Jahr im Herbst, Oktober, blüht. Deshalb zählt Safran zu den teuersten Gewürzen und man zahlt im Handel je nach Qualität zwischen 4 und 14 Euro pro Gramm.

Safran hat einen sehr intensiven Geruch und einen leicht bitteren Geschmack. Weicht man Safran in warmes Wasser ein, so erhält man eine wohlriechende leuchtend orangerote Lösung.
Die intensive Farbe des Safran ist durch Carotinoide bedingt, und er enthält zwar auch wenig charakteristische konventionelle Carotin - Farbstoffe, aber für die Färbekraft spielen vor allem Ester des Crocetins eine Rolle: Crocetin ist eine Dicarbonsäure mit einem carotin - artigem Gerüst. Crocin, der Ester von Creocetin mit Gentobiase, ist der bedeutendste einzelne Safranfarbstoff.
Der Safrancrocus trat wahrscheinlich zuerst auf Kreta auf, die häufig geäußerte Vermutung einer west- oder zentralasiatischen Herkunft

ist botanisch widerlegt worden.

Safran ist in Mesopotamien seit 5000 Jahren bekannt; die Handelswege auf denen das Gewürz von Kreta zu den Sumerern kam, sind allerdings nicht mehr nachvollziehbar.

Safran wird heute in einem großen Gebiet vom westlichen Mittelmeer (Spanien) bis ins nördliche Indien (Kashmir) angebaut. Spanien und der Iran sind die größten Produzenten, die alleine mehr als 80% der Welternte einbringen. Die gesamte Jahresproduktion von Safran beträgt ca 300 Tonnen.

In wesentlich kleinerem Rahmen wird Safran auch in Italien, Griechenland und sogar Österreich angebaut.

Safran lässt sich ja auch im kühleren Klima kultivieren und wurde seit dem 15. Jahrhundert eben auch in Deutschland, Schweiz, Osterreich und sogar Britannien in Kultur genommen (die Stadt Saffron in Essex verdankt ihren Namen dem Safrananbau). Die meisten dieser Anbaugebiete wurden im 18. Jahrhundert aufgegeben.

Safran ist das teuerste Gewürz der Welt (alles unter 4 € pro Gramm ist verdächtig billig, kann geschmuggelt sein oder ist kein echter Safran). In den Produktionsländern ist der Preis oft niedriger, aber oft auch die Qualität, da die Besseren Qualitäten in den Export gehen.

Das Aroma für Safran ist einzigartig und es gibt auch keinen Ersatz dafür. Safran ist nicht nur teuer, sondern auch ein sehr ergiebiges Gewürz. Oft reicht eine Messerspitze aus — vorausgesetzt, man hat beim Safran nicht an Qualität gespart.

Es gibt auch viele andere Pflanzen, die Speisen gelb oder orange färben, aber keine davon erinnert nur entfernt an den hypnotischen Geruch des Safrans. Das Auge kann getäuscht werden, die Zunge nicht.

Die Hochkulturen in Ägypten und Griechenland schrieben dem Safran große Heilkraft zu. Die Verwendung erfolgte meist als Gewürz. Safran sollte den Geschlechtstrieb junger Männer verstärken und die Begierde der Frauen anregen.
Safran wurde inhohen Dosen auch als Ersatz für Opiumverwendet. Das in ihm enthaltene Safranalbesitzt psychoaktive Wirkung.
Dieses ätherische Öl kann durch eine leichte Modifizierung im Körper in psychisch hochaktive Amphetaminderivate wie MDMA umgewandelt werden.
Die orientalische Fröhlichkeitspille ist ein kräftiges Rauschmittel und Aphrodisiakum. Das Rezept stammt möglicherweise von den Indern oder Arabern. Die genaue Herkunft ist unbekannt. Anfang des 19. Jahrhunderts wurde die Pille in Europa bekannt. In manchen Kreisen war sie äußerst beliebt. Berichte von ihrer Wirkung nehmen oft überschänglichen Ausdruck an. Safran wirkt sowohl träumerisch als auch Wolllust steigernd, es ist auch Bestandteil des legendären Laudanum.

In der griechischen und römischen Mythologie haben der Safran bzw. Krokus verschiedene Symbolhaftigkeit, wird im Zusammenhang mit geschlechtlicher Liebe genannt, beispielsweise bei Zeus und Hera.
Die Worte wie „safrangewandig" sind ein Hinweis auf die Beliebtheit der Pflanze als Färbemittel. Besonders in der griechischen Mythologie sind Safrangewänder für Götter, Könige, Helden und andere Persönlichkeiten bestimmt.

Die ältesten Überlieferungen von Safran stammen aus der ersten Ägyptischen Dynastie 1000 Jahre vor Christus. Damals wurde Safran als Kosmetikum beim Einbalsamieren der Mumien verwendet.
Das Wort Safran stammt aus dem arabischen „za´faran" und bedeutet „mit Safran färben".
Die Ableitung der Wörter stammt von „asfar" (gelb) und „safra " (gelbe Blume).

Für diese Wirkung ist Crocin verantwortlich, das im Körper als Antioxidante fungiert. Safran kann die Nebenwirkungen von Krebs, wie Gewichtsverlust, einen niedrigen Hämoglobinwert und den Einfluss schwerer Zellgifte auf den menschlichen Körper stark reduzieren.
Safran ist eine Pflanze mit großer Geschichte, aber keineswegs veraltet, wie die Ergebnisse aus der Krebsforschung zeigen.
Safran hat von allen Pflanzen den höchsten Gehalt an Riboflavin (Vitamin B2) und dadurch wahrscheinlich auch cholesterinsenkende Eigenschaften.
In Studien wurde gezeigt dass 150 mg Safran die gleiche Wirkung besitzen wie 10 mg synthetisches Riboflavin. Es wird angenommen, dass einige Carotinoide (speziell Crocetin) erhöhte
Cholesterinwerte ausgleichen.
Der Safran wurde früher beinahe als Allheilmittel angesehen. Er wurde als Abortivum, Aphrodisiakum, Nerven beruhigendes, krampflösendes und als Verdauung förderndes Mittel eingesetzt. Außerdem als Herz kräftigendes Medikament, als Mittel gegen Kopfschmerzen, Katarrhe, Geschwüre, Depressionen,
Lebererweiterung, Blutungen und gegen Augenschmerzen.
Ein weiterer interessanter Effekt wurde 1976 entdeckt. Wenn man einer laufenden Nahrungsmittelfermentation (z.B. einer Käserei) Crocetin zusetzt, so erhält man im Ernteprodukt eine größere Menge an natürlichen Antibiotika.
In extrem hohen Dosen ist Safran tödlich, er ist pharmazeutisch gesehen eine Droge.
Safran ist ein Naturheilmittel. Er wird in der Homöopathie, in der Aromatherapie und als Antidepressivum eingesetzt. Aber auch ohne seine medizinische Qualitäten kann Safran vielfältig eingesetzt werden.

PANNONISCHER SAFRAN - SAFRAN aus dem BURGENLAND

Seit 2006 gibt es Safran auch wieder bei uns – im Burgenland, in Klingenbach.

Das war bis zum Anfang des vorigen Jahrhunderts keine Utopie sondern Realität. Österreich war sogar eine der bedeutendsten Anbauregionen und jetzt wird er wieder feldmäßig angebaut. Safran ist eines der wenigen Gewürze das außerhalb der Tropen gedeiht. Viele unserer Großeltern bauten Safran noch im eigenen Garten an. In Merkendorf in der Steiermark wurde Safran noch bis etwa 1995 vereinzelt kultiviert. In der Zwischenkriegszeit wurde Safran im Südburgenland im Markt Allhau erfolgreich angebaut.

Eine Arbeitsgemeinschaft von Landwirten produziert heute Safran, veredelt ihn und verkauft ihn in einem gemeinsamen Vertrieb unter der Regionalmarke ´Pannonischer Safran´.

In Österreich wurde Safran als Gewürz-, Heil- und Farbpflanze angebaut. Verschiedene Quellen weisen auf deren hohe Qualität hin, sodass er auch als crocus austriacus bezeichnet wurde.

Für pannonischen Safran werden nur beste Knollen, die von einem zertifizierten Betrieb stammen, verwendet. Es werden Blüten verwendet, die idealer weise am Tag des Aufblühens jedoch spätestens am zweiten Tag geerntet werden. Pannonischer Safran ist ein so genannter Elegierter Safran – er wird dreimal von Hand selektiert: Ernte – Lösen aus der Safranblüte – Abpacken des getrockneten Safran.

Pannonischer Safran wird langsam und mild – bei etwa 50 Grad – getrocknet. Er wird vor großer Hitze geschont, damit er sein typisches Aroma entwickeln kann. Üblicherweise wird Safran über offenem Feuer oder Glut oder industriellen Anlagen bei hoher Hitze geröstet.

Dem österreichischen Safran wurde, solange es ihn noch gab, höchste Qualität zugemessen. Er war besonders für seine Reinheit bekannt, weil er nur aus den Narbenspitzen bestand.

(geplant ist auch die Herstellung von Safranschokolade, Safrannudeln und Safrangebäck)

BULGUR

Bulgur ist Weizenschrot, der besonders in der orientalischen Küche beliebt ist.
Grundnahrungsmittel der orientalischen Küche:
Neben Reis und Nudeln bildet Bulgur in orientalischen Ländern ein wichtiges Grundnahrungsmittel. Und auch bei uns werden Gerichte mit dem Schrot aus Weizen in den letzten Jahren beliebter.
In der Regel wird Bulgur aus Hartweizen gewonnen. Dieser wird zunächst eingeweicht, anschließend vorgekocht oder mit Dampf gegart. Nach dem Trocknen wird der Weizenschrot in unterschiedliche Feinheitsgrade von fein bis grob gebrochen. Teilweise wird der Bulgur auch noch mit Natron gebleicht, um ihm eine besonders helle Färbung zu verleihen.
Im Handel findet man den Weizengrieß in Tüten abgepackt. Sind diese einmal angebrochen, sollten Sie Bulgur am besten in eine gut verschließbare, lichtundurchlässige Dose umpacken. Nach etwa einem halben Jahr verändert sich allerdings auch in einer solchen Verpackung der Geschmack und der Bulgur sollte entsorgt werden.

COUS COUS

Couscous, Cous Cous oder Kuskus ist ein Gericht der nordafrikanischen Küche. Er wird aus befeuchtetem und zu Kügelchen zerriebenem Grieß oder Weizen (Hartweizengrieß), Feinmehl' hergestellt. Couscous wird zum Garen nicht gekocht, sondern über kochendem Wasser oder einem kochenden Gericht gedämpft.

Couscous ist Hauptbestandteil oder Beilage zahlreicher Gerichte mit verschiedenen GemüseSorten, wie Tomaten, Karotten, Zucchini oder Kichererbsen und mit Fleisch wie Geflügel, Lamm, Rind und Fisch.

In Teilen Europas, vor allem in Frankreich, ist Couscous durch Einwanderer heute ebenfalls verbreitet. Man findet Couscous in vielen Supermärkten westlicher Länder. In Israel wurde Couscous durch jüdische Einwanderer aus arabischen Ländern seit 1948 zu einem Bestandteil der nationalen Küche — auch, weil sich Couscous als preiswerter Reisersatz für persische Juden eignete, die so ihre traditionell auf Reis basierende Küche beibehalten konnten. Auf Sizilien vor allem im Westen um die Stadt Trapani hat sich Couscous seit der arabischen Herrschaft im Mittelalter als traditionelles Gericht halten können und wird auch heute noch in fast jedem Restaurant angeboten.

Dem Couscous ähnlich in Aussehen, Geschmack und Anwendung ist der in der im nahen Ostens beheimatete Bulgur. Im Unterschied zu Couscous besteht Bulgur jedoch nicht aus Grieß, sondern aus Weizengrütze.

Zur Herstellung von Couscous wird der Grieß zuerst, eventuell mit Zugabe von etwas Mehl, ausgebreitet und mit Salzwasser besprenkelt, so dass sich nicht zu feuchte, tropfengroße Klumpen bilden. Dann werden die Klumpen zwischen den Handflächen leicht zerrieben und dabei in etwa millimetergroße Kügelchen geformt. Zu kleine werden wiederholt ausgesiebt, erneut befeuchtet und gerieben, bis der Grieß verbraucht ist. Zwischenzeitlich wird trockener Grieß dazugegeben, falls die Körner aneinander haften. Schließlich wird der Couscous in der Sonne getrocknet.

HARALD NUSSER

1957 geboren in Knittelfeld, 1975 Beginn Architekturstudium an der TU Graz/ Veröffentlichung der 3 Bände Baukunst I, II, III an der TU Graz/ zahlreiche Ausstellungen von Gouaschen - Mischtechniken in Knittelfeld, Graz, Wien, München, Kairo/ Arbeit mit Christine Kühberger - Mischtechniken, Bilder von Zweien/ Performanceaktionen in Knittelfeld, Graz, Schloß Freiberg, Wien/ Zusammenarbeit mit Sigi Hrad-Rynda und der 1. Grazer Malschule Graz/ Mitarbeit an Wettbewerben in München - Goldene Brücke und Designwettbewerb in Paris mit E. Wachinger/ 1988-99 Aufbau und Leitung des spanischen Restaurants Malaga, Graz/ 2003 Ausstellungsgestaltung Kulturhauptstadt Graz - "Werner Obermaier" - 50 Jahre Bühne/ 2004 Ausstellungsgestaltung "Helga Rey"/ 2005-08 Aufbau und Leitung von Harry 's: "Essen-Trinken-Kultur",Graz/2006Ausstellungsgestaltung "Finnisage" - der 1. Grazer Kindermalschule/ 2006 Mitarbeit im Steirischen Herbst: Projekt "Open Gates" - Ausstellungsgestaltung, Kunstbier, Kugelessen/ weitere Veröffentlichungen: "69 Rezepte aus verschiedenen Ländern"/ Gedichtband "Gedanken"/ "Für Freunde Kochen - Spanien"/ "Vegetarische Gerichte" mit Marcel Furrer. Harald Nusser/ 2011 „MAMPF..." Kinderkochbuch in Zusammenarbeit mit der "1. Grazer Kindermalschule"/ Kochbuch "Kantine", Rezepte und Wissenswertes/ 2012/13 Zusammenarbeit mit GEFAS STEIERMARK.

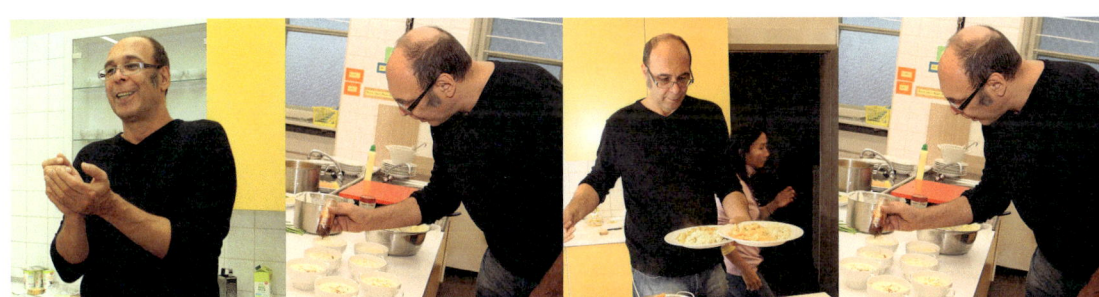

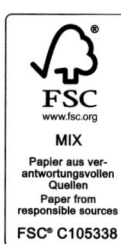